思想觀念的帶動者
文化現象的觀察者
本土經驗的整理者
生命故事的關懷者

思想觀念的帶動者
文化現象的觀察者
本土經驗的整理者
生命故事的關懷者

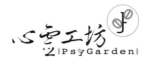

Holistic

探索身體，追求智性，呼喊靈性

攀向更高遠的意義與價值

是幸福，是恩典，更是內在心靈的基本需求

企求穿越回歸真我的旅程

Dietmar Krämer

Neue Therapien mit Bach-Blüten 1

Die sanfte Heilmethode effektiver angewandt über die zwölf Schienen

新巴赫花精療法

療癒身心靈的 12 種花精軌道

1

笛特瑪・柯磊墨（Dietmar Krämer）

哈根・海滿恩（Hagen Heimann） 著

王真心 譯

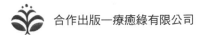

合作出版－療癒綠有限公司

花精相伴，健康長隨

林承箕

你健康嗎？過往，大家認為只要沒有病，就叫做健康。

醫師在醫學院經過基礎科學、基礎醫學的教育，然後進入臨床醫學如內、外、婦、兒、精神……等科的臨床教育與訓練，在日後的醫療服務生涯主要面對及處理的都是病、病、病！民眾當自覺不適或有病時才「到醫院——看病」！

世界著名且各國稱道的台灣全民健康保險在 1995 年實施，經費為新台幣 1640 億元。第二年 2246 億元，到 2019 年增長至 7130 億元，估計同年另有約 7000 億元民眾的自費醫養開銷。政府、人民在醫療上的支出越多：醫院越蓋越大、越來越多；專科及專科醫師越來越多；治療藥物、手術的技術及材料越來越好、越來越多的狀況下，大家理應越來越健康才是：病得越來越少、越輕；把病治好的越來越快；保持健康的時間越來越久……。但事實上卻是病人越看越多：家家中大型醫院門診部人山人海，住院部則一床難求！2010 年全民健康保險 5077 億元中，超過95％的經費是用來診斷疾病、治療疾病與復健疾病！當年所謂「全民健康保險局」做的幾乎全是「全民疾病保險」亡羊補牢的服務！

因為，我們不大知道什麼是健康！健康，可略分為肉身的健康、生物化學的健康、能量的健康、情緒的健康、精神的健康、甚至到靈的健康！通俗的說：當一個人的身、心、靈，在自身、及與周遭人、事、物、環境達到和諧、平衡，就是最理想的健康狀態！

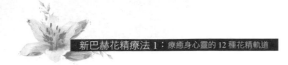

　　當今所謂「健康檢查」所使用的都是用來檢查疾病的儀器：如血液生物化學的檢驗、超音波、內視鏡、X 光、電腦斷層……等，及該儀器用來判斷有無疾病的方法。有病而來的，就用這一系列儀器及方法來「診斷」有無「疾病」；沒要看病，只是想來瞭解自身健康狀況的，健檢單位仍然是使用這一系列的儀器及方法。若因此而沒看到有疾病的證據，那這次「健康檢查」報告就是「正常」！這種醫界、民眾、醫政單位大家都習以為常的作法及觀念是相當值得商榷的：一、若 64 切電腦斷層可診斷出 1 公分以上的腫瘤，那 0.8 公分的腫瘤用 64 切電腦斷層所作的健康檢查，其結果是正常、是健康的；但若是用 128 切以上的電腦斷層去作的健康檢查，那報告就是不正常、有病的！若最先進 1280 切的電腦斷層能檢查出 0.1 公分以上的腫瘤，那受檢者若長了一個 0.08 公分的腫瘤，用這最新先進、更昂貴、輻射劑量仍不算少的電腦斷層檢查，其健康檢查的報告是正常，是健康的！顯然這種方式無法更正確的「評估」「健康」，所以當前主流西醫所做的健康檢查只能算是「程度不同、肉身的、疾病檢查」。二、先不談靈，起碼健康應涵蓋身與心，但現在主流西醫所為的健康檢查只有肉身的疾病檢查，幾乎完全未作受檢者情緒、精神方面的瞭解。若身、心健康份量各占一半，那當今所謂的健康檢查，不論項目多複雜、費用多高，再怎麼檢也查不到受檢人 50% 的健康狀態。

　　那，怎麼去評估、瞭解，甚至進一步去調理一個人的情緒及心靈狀態呢？

　　花精！花精是一種非常好的工具及方法！不需要昂貴的儀器，藉由一個人對某種、某類「花」的「精華、精氣、精意、精神……等特殊物質，能量及訊息」的「感受、相映、呼應與共振」，我們可以瞭解受檢者情緒、精神、心靈的狀態。進一步，藉由這種花精的舌下含用，

甚至塗抹，將可逐漸舒緩、撫平、調節、改善、正向轉換原先較負面、不平衡、不健康的心、靈狀態及特質！

三十八種主源頭的「巴赫花精」，是被尊崇爲「赫尼曼醫師（同類療法 / 順勢醫學之父）第二」的愛德華‧巴赫醫師，將他多年西醫及免疫學的基礎、配合個人特殊的感知能力及天賦、並運用同類療法不斷稀釋及震盪的原理，所製作而成。從 1931 年出書提出，但未受重視，直到四十八年後再度出版，才開始廣爲人知並廣爲使用。多少年來，爲世界各地無數的心靈療癒工作者用來瞭解、調整、梳理無數人的情緒、精神及心靈！

而《新巴赫花精療法》系列書籍第一冊，則是笛特瑪‧柯磊墨醫師於 1989 年所出版。他融合中醫經絡、反應區等原理及方式，將巴赫花精在特定對應皮膚區上塗用，既可改善心理、又可調整生理狀態，且有助於疾病的調理與康復，將花精的用途由「心」的評估、調理，進而到「身」的評估及調理，可謂運用花精的新突破！

本人從事「整合醫學與健康促進」——「人人、知健康、行健康得健康」的推廣及臨床服務工作多年。受「台灣花精之父」崔玖教授的指導及影響，二十年來運用花精調理過一些朋友及病友的心理健康。很高興看到王真心老師將 2014 年時翻譯過的柯磊墨著作，重譯出版爲《新巴赫花精療法 1：療癒身心靈的 12 種花精軌道》及《新巴赫花精療法 2：反應情緒的身體地圖》，除重新整理歸類、增加內容、資料豐富、趣味及實用性兼顧外，更是符合整合醫學融合不同醫養健康理論及方法的精神，對調理身、心的健康有莫大助益！

王真心老師，是我認識多年，非常佩服，以推動自然醫學、花精療法爲職志的同道。認眞、執著、好學，有強烈的使命感與滿腔的熱情。我很榮幸、也很高興藉由本序文表達恭喜、敬佩、支持之意。希望人手

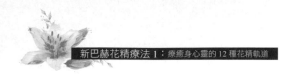
一本，大家多加熟讀、親身體驗，經指導、學習後，能調理、增進自己、家人，進而社會大眾的身、心健康！

　　古云：身強爲健，心怡爲康！　敬祝各位　身健心康！　事事順心！

寫於 2019 年 11 月 26 日
中華整合醫學與健康促進協會　理事長
台北完全優整合醫學診所　院長
內科專科醫師　心臟內科專科醫師　心臟學會專科醫師　指導醫師
美國自然醫學會　自然醫學認證醫師／同類療法認証醫師
法國 CEDH 中心順勢療法認證醫師
世界中醫藥聯合會　植物精油療法專業委員會　常務理事
前三軍總醫院醫務長　兼代　國防醫學院醫學系　系主任
前財團法人爲恭紀念醫院 院長

為人類的療癒歷史開啟嶄新領域與視野

王真心

2012 年二月初，德國境內面臨嚴峻的寒冬，天寒地凍，法蘭克福城的氣溫降到攝氏零下 16 度，城內的緬因河結冰，一片白靄靄，船隻停擺，無法航行。那一年，我冒著冷冽的天氣，帶著一顆被強烈求知慾所驅動，火熱的「真心」，背著簡單的行囊來到德國的聖賀德佳（Hildegard von Bingen）修道院取經，這部經典是十二世紀的自然醫學經典《醫藥書：大自然受造物不同屬性的精微力量》（Liber subtilitatum diversarum naturarum creaturarum），同時也前往格林兄弟撰寫童話的哈瑙城（Hanau），向二十一世紀的自然醫學泰斗柯磊墨自然療法醫師求教巴赫花精的進階療法。這趟旅程註定讓我從文學轉向心理學後，最終，落腳於德國的自然醫學領域。並且在過去的七年當中，年年前往德國修道院與哈瑙城的國際新巴赫花精療法中心持續進修。

柯磊墨的新巴赫花精療法，與聖賀德佳受到上天啟示所記錄下來的醫書，整整相隔了九百年之久，但是他們的創見都為人類的療癒歷史開啟了嶄新的領域與視野。二十一世紀柯磊墨的研究，將由英國愛德華・巴赫醫師（Dr. Edward Bach）在 1935 年所發現的療癒人類心靈的花精療法，帶向了新的里程碑。巴赫醫師在臨終前曾說過，「三十八朵花精包含了人類基本的心靈狀態，自成系統，完整無缺。」柯磊墨自然療法醫師從巴赫花精中歸類出十二條花精軌道與五個外向花精，正好符合中醫的十二條經絡與五行元素，同時也符合七個脈輪理論，無縫接軌了巴赫花精系統，並證實了巴赫醫生的論述。

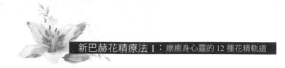

　　早在幾千年前的古老中國，人們就已經發現身心之間的相互影響，並且定義了巴赫花精所象徵的人類心靈概念原型與經絡五行之間的關係。柯磊墨在《新巴赫花精療法》書中，清楚地藉由三種花精為一組的花精軌道，闡述十二條經絡的心理發展過程：由溝通花精，經由補償花精，再到失調花精的狀態。這也是人類歷史上，第一次有醫生將中醫精細劃分的身心醫學的心理過程理論講述得如此清晰明白，並且讓人可以遵循運用。透過花精來療癒表面的情緒，進而療癒深層的心靈困境，而後產生全面性的成功療癒效果。

　　更令人拍案叫絕的是——柯磊墨發現人類的各種情緒在身體特定皮膚部位均有反應區，就如同足部有人體其他臟腑的反射區一般。這些情緒反應區布滿了全身皮膚表面，巴赫醫師發現的三十八種花精所代表的情緒概念，剛好填滿全身兩百四十三塊的皮膚區塊。只要我們使用每個人都可以學會的敏感測試法來測試人體的氣場，便可以得知個案哪個情緒的皮膚反應區受到干擾而失衡，在此處施以花精敷布或乳霜，搭配外敷與內服，其作用迅速且顯著，令人驚艷！而且完全符合巴赫醫師的治療原則——簡單與素樸。柯磊墨如此驚人的發現，真是令人佩服不已！

　　2012 年至 2019 年間，我很榮幸能將此療癒方法帶入學院系統，陸續開課教授新巴赫花精療法，包括：輔仁大學的心理學系與跨院的心理課程、宗教系進修部的花精諮商心理學課程，以及全國大專院校的心理師與社工師的進修課程。藉此讓更多的心理工作者能夠透過這簡單又容易操作的花精能量製劑（花精），幫助他們的諮商與諮詢工作，讓個案有花相伴，度過其間可能出現的情緒低潮。

　　我由衷地敬佩柯磊墨醫師與其團隊的研究精神以及推廣的熱忱，持續不斷地在小角落研究與教學。柯磊墨醫師從 1988 年發現此一療法

至今已有三十年的時間，在初期，更是每兩個星期就開一次課，從不間斷。我曾七次遠赴哈瑙城參與柯磊墨或海滿恩老師的課。開課的地點多半只是在萊哈茲教堂（Reinhardt）一個不超過十坪的小教室，十多位來自歐洲各地的醫生或自然療法醫師共聚一堂研習，純樸踏實地傳遞寶貴知識。也因為如此殷勤的努力，到目前為止，新巴赫花精療法國際中心在十個國家以七種語言進行推廣工作，這些地區性推廣中心有：

德國 / 哈瑙（Hanau / Deutschland）
義大利 / 米拉特（Merate / Italien）
奧地利 / 葛拉茲（Graz / Österreich）
荷蘭 / 巴德賀威朵（Badhoevedorp / Holland）
法國 / 巴黎（Paris / Frankreich）
墨西哥 / 聖佩德羅加爾加西亞（San Pedro Garza Garcia / Mexiko）
以色列 / 艾里艾爾根（Elyakhin / Israel）
當然也少不了我們的故鄉：台灣 / 台北（Taipei / Taiwan）

此書從初版至今歷經三十年，於去年出版第十七版，並大幅增修改版。感謝柯磊默醫師的信任，在此中文版舊版合約到期之際，得以迅速的重新翻譯、出版最新內容給中文世界的讀者，一切水到渠成。此版加入海滿恩醫師寫的花精特刊、如何撰寫評估表與病歷，以及更明確的花精 / 行為模式定位索引，當然還有三十年來的臨床實踐與注意事項提醒，非常重要精采！願此書能成為每一位助人者自我療癒與照顧他人的最佳協助手冊！

最後，感謝台灣花精之母崔玖醫師，恩師三十年來大力推廣花精療法，帶著我們花精仙子參與四川汶川北川的花精賑災工作，深入到大陸

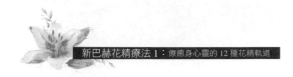
民間，才能夠讓德國新巴赫花精療法逐漸推展開來。崔玖醫師在 2014 年舊版的序中寫道：「二十一世紀是整合醫療的世紀，是結合傳統與現代，東方與西方的時代，也是結合身心靈全人療癒的時代。」崔醫師發現本世紀許多病痛來自「心理」創傷，也有些身體病痛導致了「心理」的異常，讓我們不得不關注「心理療癒」或是「平衡情緒」。在歐美，已有相當長時間以花精療法來療癒身心靈，崔醫師生前服務的新圓山診所也採用花精療法二十多年。崔醫師表示欣見德國兩位學者將花精療法創始人巴赫醫師原著的精華作了詳盡的介紹之外，還集合了工作團隊過去三十年的臨床經驗，寫出了《新巴赫花精療法 1：療癒身心靈的 12 條花精軌道》與《新巴赫花精療法 2：反應情緒的身體地圖》兩本書，為三十八種花精找到了更有系統的療癒方法。

　　崔玖醫師在舊版序文提到：此書的第二冊介紹了人體上的「皮膚反應區」，而反應區的劃定基本上是根據人體的「氣場」，這氣場是在「靈視者」的協助之下畫出來的。在《新巴赫花精療法 2：反應情緒的身體地圖》中，有詳細的圖片，並記載了不少案例及痊癒的佐證。這也說明了「新巴赫花精療法」能更確切證明，花精療法是　正整合了「身、心、靈」的「全人療法」，這亦是崔醫師多年來從事的醫療方向。崔醫師也努力要把近二十年來服務的八千八百餘個案的成果公諸於世，因此企盼能早日看到（新巴赫花精療法）的成果報告。

　　讓我們延續崔醫師的心願，共同為推展此神奇而有效的療法繼續奮鬥吧！

$\mathcal{C}ontents$ 目次 _____

$\mathcal{C}$ontents 目次 _____

$\mathcal{C}ontents$ 目次

謹獻給 曼努爾

第一版前言

愛德華‧巴赫醫師於 1931 年出版《自我療癒》（*Heile Dich selbst*）一書，從此開啓了醫學歷史的新紀元。但是，如同其他天才發明家，巴赫醫師遭遇了相同的命運：縱使他與他的後繼者成就斐然，自書出版的初期數十年間，此療法卻幾乎不爲人知。

四十八年之後，他的兩本著作，《自我療癒》（*Heile Dich selbst*）與《三十八位醫者》（*Die 38 Heiler*），連同惠勒醫師（Wheelers）所撰寫的《巴赫花精資料庫》（*Bach-Blumenheilmittelverzeichnis*）集結成一冊，發行德文版《Blumen, die durch die Seele heilen》（透過心靈療癒人的花卉）。從此，巴赫花精的相關書籍熱潮湧現，光是過去兩年當中，在德國以巴赫花精爲主題的書籍，就有九本新書以及三本再版書籍問世。*

現在，呈現在您眼前的這本書是巴赫花精的進階使用法，書名定爲《新巴赫花精療法 1》。爲什麼稱它爲「新」療法呢？答案很簡單：在臨床工作中以及運用更具敏感度的測試方法之後，巴赫花精有了一個嶄新的治療結果；這爲巴赫花精療法在診斷與應用上，開啓了一個全新的道路。一種透過「花精軌道」與「巴赫花精皮膚反應區」的療癒誕生了，並且逐日發展成爲一種獨立的療癒方法。

1988 年秋天，柯磊墨

---

*從這個時候開始，巴赫花精的書籍如雨後春筍般地出現在市面上，由記者、家庭主婦與對花精有興趣的非專業人員所撰寫並加以出版，但是內容卻是大同小異。引發這一波巴赫花精熱潮的始作俑者是當時很成功的脫口秀節目「神社的建造者」。我兩次以專家的身份受邀上此節目，受邀的原因在於，我成功地運用了「新巴赫花精療法」療癒了長期有身體病痛的患者。在此節目當中，巴赫花精皮膚反應區首次被介紹給廣大民眾。

第十七版增訂版前言

　　大約三十年前，我頭一次閱讀此書後，便開啓了我全然運用新巴赫花精的觀點。當時的我，幾乎遍讀了所有在英語和德語市面上能夠找到關於此一療法的所有文獻。但是它們對我而言，少有新意。那時，我也參加了許多有關巴赫花精和其他不同花精的講座和研討會。一方面，我對所假設的可能性印象深刻；另一方面，又驚覺於那些少得可憐的治療成果，完全無法與巴赫醫師的成就相提並論。那時彷彿只有愛德華・巴赫醫師得天獨厚，讓花精的運用能充分奏效。但是，對我而言，《新巴赫花精療法 1》這本書改變了這一切。突然間，那三十八朵花精不再互不相干，而是自成體系——花朵之間有了交互的關係，也有了花精軌道。透過此一體系，觀察負面情緒狀態的工作就變得簡單有序。因服用花精而偶爾出現的反應，也變得有邏輯性，並且可以理解。

　　透過柯磊墨醫師緊接著出版的著作《新巴赫花精皮膚反應區》，我們可以客觀地確保巴赫花精診斷的準確性。在閱讀完柯氏一系列的書籍之後，我茅塞頓開，彷彿巴赫醫生交在我們手中的雖是全部的拼圖，但直到柯磊墨醫師透過《新巴赫花精療法 1》，才將它們拼出完整全貌，這讓我想起多年前巴赫醫生的一段話：

　　「請您千萬不要認為，我們背離了哈尼曼的原著。相反地，此著作指出大的、根本上的定律，亦即基礎。只是生命短短一遭，如果哈尼曼能夠持續發展他的研究，他將毫無疑問地朝此方向前行，我們只是將他的著作往前帶一小步，繼續將其研究帶往下一個、理所當然的階段。」[1]

2017 年夏天，海滿恩

新巴赫花精療法的
四大巨柱

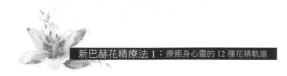

「新」巴赫花精療法的基礎理念是由以下四個要素建構而成：

1 考慮諸多花朵之間的關聯

透過花朵之間的關聯（所謂的花精軌道），我們可以判定哪一種花是用來療癒問題的表面症狀，哪一種是療癒深層的病因。如此產生了一個深淺有序的概念體系，並確立了下一步該如何療癒。這個方法十分有用，特別當病人看起來需要很多花，而我們一開始又不知道該從何著手的時候。一旦緊急症狀消失之後，這個概念體系便可以幫助我們判定，是哪一種更深層的負面心靈概念，導致了目前的病症。

2 透過「巴赫花精皮膚反應區」來做診斷

每一種巴赫花精都與人類某個身體的皮膚表面有所關聯，類似於中國人所謂的腳底穴道反射區。負面的情緒會在這些部位產生能量結構的變化，通常伴隨著疼痛或感覺敏銳度的失調。因此，只要透過皮膚反應區的位置就可以診斷出所需要的花精。

3 將花精應用在皮膚上

將適合的花精直接使用在受到干擾的皮膚反應區，大幅度地提高了花精的療效。這種方法基本上會比口服法更快的改善負面的情緒狀態，而且直接將花精使用在皮膚上後，通常會迅速緩解身體上的不適。

所以，巴赫花精療法不只能幫助「內心和諧」——也因此被讚譽為心靈清潔劑，它同時也是一種可以療癒身體病痛的療癒方法。

4 客觀診斷的可能性

我們剛才提到巴赫花精軌道，它們和針灸經絡之間，存在著直接的相關性。「花精軌道」是從三十八種巴赫花精彼此之間的對應關係演繹出來，而經絡與軌道的表現形式，在理論上是根據同一個原理，但卻作用於兩個不同的振動層次上（譯按：前者在乙太體上，後者在情緒體上）。從花精軌道理論我們可以擬出豐富多元且嶄新的診斷與療癒可能性，其中包括了，經絡的運行提供我們線索，找出所需要的花精軌道。同樣的，當疼痛經常在某個特定時辰出現時，我們便可依據中醫經絡運行的時辰表提供的有力佐證，找出與巴赫花精療癒相關的花精軌道。

至於根據「月線」（Mondlinien）作出新測試與新療癒，是我個人的新發現。月線也與針灸經絡在一個更精微的層次上相互對應，這方法開啓了另一個可能性，可以客觀地進行巴赫花精診斷，也幫助我們在一些症狀較不明顯的案例中，選擇出正確的花精。*

我們在《新巴赫花精療法》的第一冊當中，探討了花精之間彼此的關係，與從中衍伸出來的療癒觀，書中更談到了今日眾所皆知的花精運用方法。至於如何運用「巴赫花精皮膚反應區」，與如何結合針灸和月線來進行客觀診斷，我們會出版專書加以說明。

至於在描述每種不同的花朵時，我們使用了病人的原始紀錄，好讓每朵花的圖像能夠更栩栩如生地展現在大家眼前。

---

*透過使用敏感診斷法測試脈輪的這個部分，我們會在《新巴赫花精療法》系列的《使用顏色、聲音與金屬的新療法》（*NeueTherapien mit Farben,Klaengen und Metallen*）一書中加以說明。

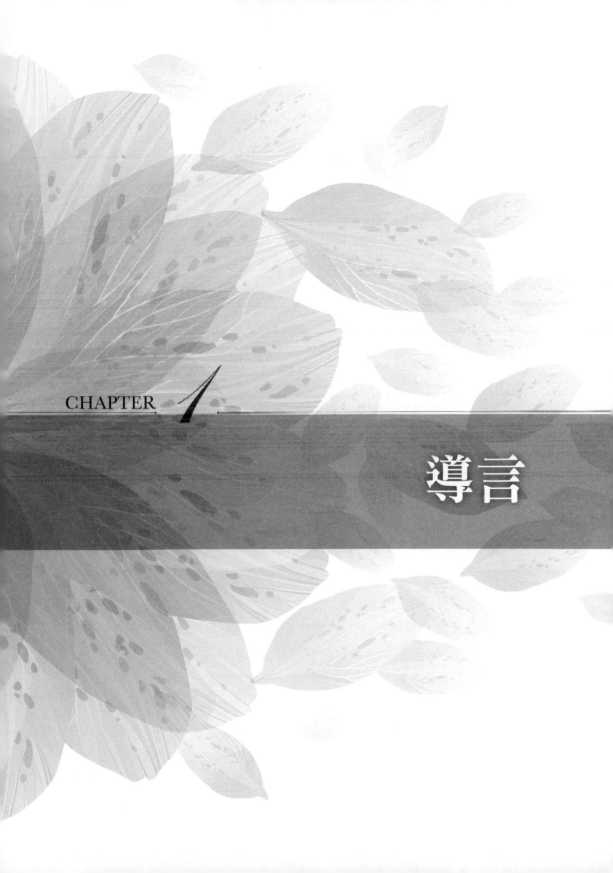

CHAPTER *1*

導言

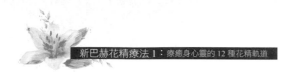

　　愛德華‧巴赫醫師，1886 年九月二十四日出生在英國柏明罕附近的莫斯利（Moseley）城。二十歲時，他進入大學就讀醫學系，1912 年完成學業，並通過其他相關考試。大學畢業不久，巴赫醫師短暫地帶領了倫敦大學醫院的急診部門，數月之後，他便獲得了外科醫生的職務。

　　為了幫助慢性病患找出新的療癒方法，巴赫醫師投身於免疫學，不久便加入倫敦大學醫院的細菌學研究中心並擔任助理一職。在這個研究中心，他致力於研究腸道菌群的病理變化和慢性病之間的關聯，整整四年之久。在這段期間，他成功地將七種病理學菌株分離出來，並從中研發出菌苗，也就是所謂的疫苗。他將疫苗使用在那些當時還被視為絕症的慢性疾病上，並且獲得良好的成效。

　　1919 至 1922 年間，巴赫醫師以細菌學家與病理學家的身分在同類療法（Homoeopathie）醫院工作，積極投入同類療法的研究，發現此一自然療法與他的疫苗研究有異曲同工之處。在他投入疫苗研究工作，並且擁有超過八年的經驗之後，他更根據同類療法的觀點製作了所謂的病理製劑。在此同時，他仍不忘積極地投入病患人格特質的研究，成功地將他的病理製劑與人格特質相互配對。從此之後，巴赫醫師能夠根據他對病人人格特質的觀察，來開立藥方。要走到這一步，曠日廢時的實驗室研究工作肯定是不可或缺的。

　　巴赫醫師的製劑所產生的療效甚至比預期還快達到，這讓他在醫界聲名大噪，並且擁有「哈尼曼醫生第二」的盛名。但他仍保持謙遜，因為在他研究那七種菌株十四年之後，他清楚認知到，使用此菌株所得的藥劑只能夠療癒那些被哈尼曼醫師歸類在所謂的「疥癬」概念之下的病症。此外，這些藥物必須從病原體中提取，這也令他不甚滿意。基於這個緣故，他開始尋找新的藥用植物，不僅使用它們來取代他的病理製劑，而且藉此擴大應用範圍。他實驗了各式各樣的草藥和植物，不僅找

到了新的藥方，還發展出新的製藥方法。以下兩種方式便是新的製藥方法：

　　他採用的花精製造方法有兩種，一種是「陽光萃取法」：在氣候良好、陽光普照、溫暖的夏日，摘採花朵，再將它們放到盛滿新鮮泉水的玻璃缽，泉水儘可能是從植物棲息地附近取得，花瓣的數量只要能夠覆蓋泉水表面就足夠了。隨後，將此玻璃缽放在太陽底下，讓陽光充分照射二到四個鐘頭。根據巴赫醫師的說法，太陽會把花朵的頻率轉化到水介質中，讓水變得充滿能量。接著，取出花朵，在缽中加入與泉水等量的白蘭地加以保存（巴赫醫師使用白蘭地）。以此方法所得到的溶液，就是所謂的「母酊液」。數滴的母酊液會在下一道步驟當中加到白蘭地酒中加以稀釋、裝瓶，我們稱它為「花精儲存瓶」（原液瓶／子酊液），也就是我們在商店買到的花精。當我們要用此儲存瓶中的花精來做療癒時，會將它們再度稀釋。

　　並不是所有的花種、灌木、矮樹叢或喬木的花期都在陽光普照的季節。因此，我們必須採用第二種方法來製造花精，也就是所謂的「煮沸法」：如同陽光萃取法一般，將花朵與花苞剪下，加入水中烹煮。這種方式製作出來的花朵精華液，要過濾數次，再添入適量的白蘭地加以混合，成為母酊液，讓物質得以保存，不致腐敗。後續的處理過程，則與陽光萃取法製造花精的過程相同。

　　根據巴赫醫師的說法：

「疾病唯一的目的是矯正錯誤，

疾病既不是在報復人，也不可怕。

疾病其實是用來服務我們的靈魂的一種方法，

它指出我們所犯的錯誤：

為了保護我們不至於犯下更大的錯誤，

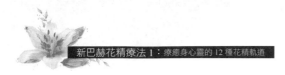

為了阻止我們不至於蒙受更大的傷害，
為了引領我們回歸真理與光明的道路，
那是一條我們永遠不該須與背離的道路。」[2]

　　巴赫醫師在文獻的另一處寫道：「如果你受苦於關節或四肢的僵硬症狀，這時你可以確信你的思想也僵化了，因而，固著於某些……你不應該執著的觀念。如果你患氣喘，你可能以某種方式窒息了別人的人格，或者你缺乏勇氣做正確的事情，而讓自己感到窒息。」[3]

　　身體會將疾病的真正原因，例如：恐懼、猶疑不決、懷疑等等，反應在身體功能與器官組織的失調上。[4]

　　對我們來說，所謂的身體器官語言並不陌生，俗語說：

❋ 背脊發涼

❋ 不勝（腎）負荷

❋ 這讓人頭昏腦脹

❋ 這讓人消化不良

❋ 這讓人難以下嚥

❋ 他動了肝火

❋ 肩上的重擔

　　巴赫醫師認為在人格與高我之間有三十八種「美德」作為聯繫，當兩者的聯繫受阻時，這三十八種花精可以幫助重建此一聯繫，巴赫醫師透過這個理論，為花精的作用找到解釋。

高　我

|

三十八種美德

|

人　格

　　「高我」這個字眼，在每個文化與宗教的祕教教義當中廣爲人知。高我代表著我們內在更高的權威。根據這些教義，當人類無法與他的高我和諧一致時，就會產生痛苦。根據巴赫醫師的想法，這種不和諧會把美德轉爲負面的心緒，例如會造成：

* 由勇敢與信賴轉爲恐懼
* 由自我信賴轉爲自卑情結
* 由喜悅轉爲憂鬱
* 由謙遜轉爲驕傲
* 由寬恕轉爲罪惡感
* 由希望轉爲失去希望與絕望
* 由信仰轉爲疑慮與悲觀

　　巴赫花精透過它們的能量頻率，幫忙我們再度建立起自己與高我的連結，並幫助人們再度發展出相對應的「美德」。「我們不需要把這些負面的心靈狀態當做是症狀加以『對抗』，因爲透過對抗只會讓它們更生機蓬勃。如果讓更高層和諧的能量頻率浸潤這負面的心態，將會是更好的方法，它們會如同巴赫醫師所說的，如『陽光下的白雪』一般，消融了。」[5]

　　這三十八種巴赫花精是來自於巴赫醫師口中的「更高秩序的植

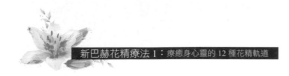

物」。每一種植物都代表特定的心靈概念，能夠像觸媒轉換器一般，幫助靈魂消融阻礙，再度恢復靈魂與人格之間的連繫。[6]

　　在《新巴赫花精療法》的第二冊當中，我們會詳細的說明負面心靈概念的理論以及它們所帶來的影響力，尤其是它們帶給人類細身體（相對於肉體，肉體是「粗身體」）的影響。

簡介巴赫花精的特質

龍芽草（Agrimony）

Agrimonia eupatoria

表面功夫

　　給那些強顏歡笑，將痛苦隱藏在快樂與無慮面具下的人。他們隱藏自己的困難，利用社交逃避自己的憂慮與困頓。

白楊（Aspen）

Populus tremula

模糊不清、無法說明的恐懼

　　給那些懷有不合理恐懼的人。他們怕黑，尤其害怕所有與宗教、死亡主題相關的事物。

櫸木（Beech）

Fagus sylvatica

不寬容

　　給嚴以律己、苛以待人的人。對別人犯下的小過和粗心大意生氣，當著別人的面，表現出煩躁心情，他們傾向苛責別人，喜歡冷嘲熱諷。

矢車菊（Centaury）

Centaurium umellatum

渴求肯定

　　給無法說「不」，常常覺得自己被利用的人。他們脾氣好、樂善好施、體貼別人、害怕被拒絕，讓他們常忽略自己的需求。

水蕨（Cerato）

Ceratostigma willmottiana

對自己的意見缺乏信賴

　　給缺乏自信心的人。他們不斷詢問別人的建議，很容易受到他人的影響而不確定該如何做，因此常做錯決定。

櫻桃李（Cherry Plum）

Prunus cerasifera

有精神上的壓力

　　給內心承受強大壓力的人。他們害怕控制不住自己，害怕發狂或發飆。他們總是不斷地控制自己的感受。

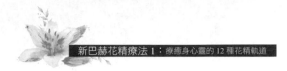

栗樹芽苞（Chestnut Bud）

Aesculus hippocastanum

重蹈覆轍，無法從錯誤中學習

　　給做事虎頭蛇尾，無法一氣呵成的人。他們在思想上總是超前兩步，卻忽略眼前的任務。常常心不在焉、容易分心，常犯相同的錯誤。

菊苣（Chicory）

Cichorium intybus

過度關懷別人

　　以母親角色關懷、甚至監護別人的人。一旦他人不接受他們的幫助與建議，便感覺受辱和傷心。若他人不對他們表示謝意，他們甚至會一把眼淚、一把鼻涕地痛哭。

鐵線蓮（Clematis）

Clematis vitalba

作白日夢

　　給對日常生活興趣缺缺的人。他們經常神遊太虛、心不在焉，對周遭環境漠不關心，因為耽溺於幻想中，經常發生小意外。

酸蘋果（Crab Apple）

Malus pumila

對潔淨的過度需求

　　給常常自覺不潔淨、有瑕疵的人。他們一板一眼、犯潔癖。容易對骯髒的東西感到噁心，擔心被感染。

榆樹（Elm）

Ulmus procera

過度負荷

　　給很快覺得過度負荷、無法勝任目前工作要求的人。他們面對任務束手無策，不知該從何做起。

龍膽（Gentian）

Gentiana amarella

悲觀

　　給常自怨自艾、質疑自己、容易擔心的人。他們只看負面、擔心失敗，遇到小挫折就灰心喪志。

金雀花（Gorse）

Ulex europaeus

失望

　　給屢遭打擊而喪失勇氣的人。他們看似處在沒有出路的狀況，懷疑自己能有所改變。不再努力，私底下卻等待著救援。

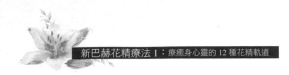

石楠（Heather）

Calluna vulgaris

糾纏不休

　　給自我中心的人。他們總想站在眾星拱月的位置，經常嘗試吸引眾人的目光，話題總是繞著自己轉，沒有能力傾聽他人。

冬青（Holly）

Ilex aquifolium

有攻擊性，好鬥

　　給憤怒、生氣、懷恨、羨慕或善妒他人的人。他們容易被激怒，很快失去控制而發飆。

忍冬（Honeysuckle）

Lonicera caprifolium

緬懷過去

　　給好漢常提當年勇的人。他們活在過去的感覺與想法當中，對當下缺乏興趣。

角樹（Hornbeam）

Carpinus betulus

疲憊

　　給用腦過多、精神疲憊的人。他們常感精疲力竭，早晨難以起床，需要較久的時間，身心能量才能運轉起來。

鳳仙花（Impatiens）

Impatiens glandulifera

缺乏耐心

　　給不耐煩、匆匆忙忙的趕時間者。他們總是倉促不已，就算沒有外在的理由，他們也總是趕不停。他們無法有閒情逸致、從容地做事，甚至催促別人。等待對他們而言，比登天還難。

落葉松（Larch）

Larix decidua

缺乏自信

　　給老是懷疑自己能力的人。他們害怕失敗，羞怯、內向，容易失去勇氣。

溝酸漿（Mimulus）

Mimulus guttatus

可命名的恐懼

　　適用溝酸漿的人，他們害怕一些具體可知的東西，例如：害怕水、暴風雨、宵小侵入、動物或疼痛（看牙醫）。對外在的刺激，如：聲音、強光、寒冷，他們也過度敏感。

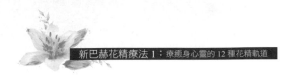

歐白芥（Mustard）

Sinapis arvensis

憂鬱

　　給沒有任何外在、看得見的理由而無緣由地感到悲傷，甚至深度憂鬱的人。他們感覺生命被烏雲遮蔽了，快樂或幸福似乎離他們很遙遠。

橡樹（Oak）

Quercus robur

工作狂

　　給錯誤理解責任感的人。他們掠奪自己的健康，在筋疲力竭之際，用巨大的意志力與毅力勉強撐下去，經常顧不得自己陷入了低谷。

橄欖（Olive）

Olea europae

身心徹底耗竭

　　給身心疲憊的人。他們的生活似乎只是不斷地賣命努力，奮戰到底，以至於燃燒殆盡。目前完全失去動力，幾乎任何事都引不起他們的動機。

松樹（Pine）

Pinus sylvestris

罪惡感

　　給陷於內疚、自責很深的人。他們為不需要自己負責的事情道歉，無法接受他人的讚美與欣賞。

紅栗花（Red Chestnut）

Aesculus carnea

擔憂他人

　　給常過度擔心他人，恐怕他們遭遇不測的人。這些人的想法，常常繞著親人的健康與福祉轉個不停。

岩薔薇（Rock Rose）

Helianthemum nummularium

恐慌

　　給突發恐慌狀況的當事人。他們受到驚嚇，以致於手腳癱麻、魂飛魄散，完全不知所措，無法反應。

岩水（Rock Water）

Wasser aus heilkraeftigen Quellen

僵化的原則

　　給嚴守道德規範的人。他們堅守理想，按照僵化的原則來生活，他們律己甚嚴，壓抑自己的需求，因為死守固定教條，使得他們失誤連連。

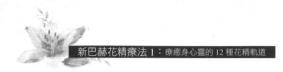

線球草（Scleranthus）

Scleranthus annuus

內在分裂

給猶疑不決，總是在魚與熊掌之間擺盪的人。他們做抉擇之後，馬上懷疑做下的決定，經常撤回決定、三心兩意。

伯利恆之星（Star of Bethlehem）

Ornithogalum umbellatum

心靈受創

給心靈有創傷的人。例如遭受命運重創、親人過世、驚嚇、憂悶、接到噩耗、失望或失落的愛情。

甜栗花（Sweet Chestnut）

Castanea sativa

徹底絕望

給看似處於深沉絕望、無路可走的人。當事人害怕被命運擊倒，雖然一切看似徹底沒有意義，但是，他們還在絕望中奮戰。

馬鞭草（Vervain）

Verbena officinalis

過度熱忱

給那些傾向於過度熱心、不知節制熱忱的人。強烈的熱忱讓他們極力想要說服別人，即使對方完全不感興趣。

葡萄藤（Vine）

Vitis vinifera

壓迫者

　　給那些有強烈掌控欲的人。他們無法理解他人，強力執行自己的想法。自私自利、無法體諒他人，在遇到阻力時，會有暴力行為。

胡桃（Walnut）

Juglans regia

缺乏穩固的力量

　　給努力朝目標，卻在特定情況下，容易受到他人影響而舉棋不定的人。他們猶疑不決，不能實踐已經做下的決定。

水堇（Water Violet）

Hottonia palustris

優越感

　　給相信自己在某一方面比他人優秀優越，因而自負、傲慢的人。他們難以讓人親近，對外人很寬容。不涉入他人的事情，因為如此做有失尊嚴。

白栗花（White Chestnut）

Aesculus hippocastanum

思緒混亂

　　給無法關閉腦中不斷盤繞著思緒的人。他們思緒混亂，腦中盤旋著無法停止的念頭、談話零碎片段或旋律。

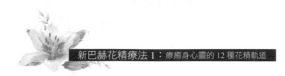

野燕麥（Wild Oat）

Bromus ramosus

缺乏目標

給終日不斷在眾多可能性當中尋尋覓覓一項天職，卻無法下定決心選擇的人。他們眼前沒有清楚的目標，在生命中已經作過多方嘗試。他們經常換伴侶、工作或是住所。

野薔薇（Wild Rose）

Rosa canina

心灰意冷、聽天由命

給遭受命運打擊後心灰意冷，且內心舉白旗投降的人。他們毫無動力，成了宿命論者，完全任由命運擺布。他們的生命了無生趣，沒有高潮，也少了低谷。

楊柳（Willow）

Salix Vitellina

憤世嫉俗

給遭遇不公不義而憤世嫉俗的人。他們自覺是受害者，記仇懷恨、難以寬恕。他們有著滿腹苦水與悶燒的怨氣，難以喜樂，也嫉妒別人的好運。

巴赫花精的新分類法

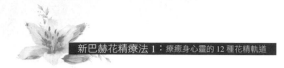

巴赫醫師將負面心靈狀態分為七個類型：

❁ 恐懼

❁ 不確定感

❁ 對當下缺乏足夠的興趣

❁ 孤單寂寞

❁ 對他人的意見與外來的影響過度敏感

❁ 意志消沉與絕望感

❁ 過度擔憂別人的福祉

　　我們猜測，巴赫醫師是依據他當時研發的病理製劑所療癒的七種疾病類型，做出了以上的七種分類。我根據自己三十年的臨床經驗，在本書提供了另一種截然不同的花精分類方式，接下來會詳述這個更為實用的分類法。

　　基本上花精可以分為兩大類：內在花精與外在花精。

外在花精（Outer Flowers）

　　此類花精涵蓋那些由外在環境影響，或因為外在原因引起的反應所導致的負面心靈狀態，分別是：

1. 源自於心靈上的震驚、傷害或失望。

2. 害怕：無法勝任外來日益增加的要求（面對某個約會、考試有時間壓力等）。

3. 不確定感：在面對人生的新階段時（青春期、更年期、新職業、搬家、結婚、離婚、不預期的懷孕等）。

4. 失望感：在看似找不到出路的情況下。

5. 模糊、無法描述的恐懼：受到來自星光體的影響而產生的恐懼。因為

無法用意識去理解它，而感覺受到威脅。

認識這些負面心靈狀態是件很重要的事情，因為它們屬於表層情緒，所以必須優先處理。只有排除外部影響，生活一切又恢復正常後，才能處理更深層的心靈問題。否則，持續不斷地與周遭環境對立、衝突，將會阻礙我們處理深層的心靈衝突。

內在花精（Inner Flowers）

內在花精可分為十二類組，我們稱為「十二花精軌道」，每一軌道分別有一支溝通花精、一支補償花精與一支失調花精。十二個花精軌道皆以基礎花精（落葉松）為基礎。基礎花精無法歸類到任何一個類組當中，只能因應症狀而加以使用。

溝通花精（communication Flowers）

溝通花精的概念反應了我們最切身的人格，象徵著我們與周遭世界溝通的方式。

如果我們與我們的高我協調一致，就會呈現正面的心靈狀態，擁有如：勇敢、溫和、謙遜等等巴赫醫師認為的美德。如果我們與高我的交流受阻，就會與周遭世界溝通不良，產生不確定感、害怕、懷疑、驕傲等等反應。活在這些花精所代表的負面心靈狀態時，會在生活裡不斷地製造出困難。但這只是一種情境，而不是問題所在；情境只有在我們無法處理它時，才會變成困難。

這些負面的心靈狀態，提供我們認識它們、轉化它們，並藉此阻礙的轉化，讓自己與高我重新建立交流。

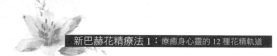

補償花精（Compensation Flowers）

補償花精意指當我們未能學會溝通花精所象徵的生命課題時，就會企圖去補償這個缺失。舉例來說：水蕨的負面心靈狀態是不確定感，此時就會透過展現自信與力量、甚至是追求權力、掌控，在最極端的狀況下還會以專橫暴虐的方式予以補償（葡萄藤狀態）。

這種因為內在因素而導致的人為狀態無法持久不變，按照上面所舉的例子，若繼續處在失衡的狀態之下，這個人會從他虛假的力量中，退縮成徹底不確定感與缺乏目標的情況，這正是野燕麥花精所呈現的狀態。

失調花精（Decompensation Flowers）

失調花精的失調狀態是精神病理學上的最終狀態。當事人感覺到他們好像掉入黑洞當中，無法單靠自己的力量爬出來。當我們辨識出個案處於這樣的情緒狀態，首要之務是，同時搭配相關的外在花精進行療癒。

失調狀態不僅是巴赫花精療癒必須優先處理的障礙，也是所有其他的療法，如針灸、同類療法與其他心理療癒所必須突破的阻礙。例如：野薔薇的病人很少會再去打聽其他的療癒方法，因為他心理上處於屈服、放棄和聽天由命的狀況，這種狀態對全身都有影響，尤其是血液循環系統。這些人經常因為極低的血壓受苦，他們甚至無法透過濃烈的咖啡或合適的藥物提高血壓，也無法透過長時間的睡眠、新鮮的空氣、泡冷水澡或是冷敷等方法，消除隨之而來的疲憊感。

有此症狀的人描述，在他們服用野薔薇花精之後，有立即清醒、煥然一新的感覺；也有人描述服用野薔薇花精給他們的印象，好像是電燈

突然點亮了一般。

失調狀態還包括了：

❋ 極度絕望

❋ 自責、罪惡感

❋ 極度沒有安全感與失去目標的感覺

❋ 緬懷過去以逃避現實

❋ 毫無緣由地陷入心情低落與憂鬱的狀態

❋ 強烈的身體與精神的緊繃狀態

❋ 感覺幾乎快發狂，伴隨著強迫性行為

❋ 感覺到內在不潔，骯髒

❋ 令人痛苦或苦惱的想法不斷重複出現，無法排除或忘卻它們

❋ 批評成性、傲慢自大、無法寬容

療癒的首要目標就在於排除上述的失調狀況，唯有如此，意識才能夠處理更深層的心靈狀態。

即使不用失調花精，也可以使用其他的花精或其他的療癒方式，緩解意志力缺乏、不確定感以及急躁等較深的情緒狀況，但這並非全面性的療癒，成效也有限。在多數情況下，病人會詳加描述失調的負面狀態，並當成是最迫切的問題，因此，無法忽視失調狀態的重要性。

在下一個章節當中，會介紹十二類組的內在花精，我稱它們為「花精軌道」，因為精神上問題的發展就像是火車沿著軌道推進一般，從溝通狀態到補償狀態，最後進入到失調狀態。

CHAPTER 3

內在花精
——十二花精軌道

1 矢車菊—冬青—松樹

a) 矢車菊

矢車菊類型的人是討人喜歡、體貼的公民。他們敦厚善良、樂於助人，處處受人喜愛。這「高貴」個性特質的背後所隱藏的動機是：渴求他人的認同與被人喜愛。他們害怕因為傷害別人而失去了他人對自己的認同與關愛，所以經常相當體貼，甚至將自己的意志拱手讓人。為了獲得認同與愛，他們不惜犧牲自己的決定權以及自我實現，在幫助他人與服務周遭人時，總是以犧牲自身的利益為代價。

到頭來，因為害怕自己失去別人的認同或是失去愛，而讓他們心甘情願地成為某個有支配性人格者的奴隸。

矢車菊類型的人，常會用下列詞句形容自己：

❋ 我很良善。

❋ 我不要傷害任何人。

❋ 我的意志力不堅強。

❋ 我難以拒絕他人。

❋ 我容易被說服，但總在事後懊悔不已。

❋ 在新的人際關係當中，我經常找不到時機說「夠了，不要再繼續下去了！」

❋ 我總是為他人而活，將自己的需求拋諸腦後。

❋ 我從來沒有勇氣頂撞他人。

❋ 我很晚熟。

❋ 我害怕無法滿足他人的需求（甚至別人根本沒有提出他的需求）。

❋ 我經常感覺到被人利用。

❋ 我難以開口說出心中想要的東西。

❋ 我極度懦弱、任人欺壓。

❋ 我經常自問「你為什麼不去爭取？」

❋ 我害怕當我說出我的想法時，沒有人會再愛我，因此我經常說「好」。

❋ 我需要被認同。

❋ 我害怕被拒絕。

❋ 我害怕堅持己見。

❋ 我害怕被排斥。

處在「矢車菊狀態」的人，與人握手時通常缺乏手勁。

矢車菊有一個更深層的意義：這朵花與劃清界線有關，不但指劃清個人界限，還包括劃清能量層次的界限。

在個人層面上，是區隔自己的意志與他人的意志。若是區隔失敗，當事者會因意志力薄弱，成為另一個擁有較強性格的人所任意擺佈的工具。在能量層面上，是區隔自己與周圍環境的能量場。如果區隔未能達成，當事者會受苦於無法解釋的疲累狀況。例如他會說：面對某些人的時候會疲憊無力。有時候他們會說，他們害怕其他的人會將自己的能量吸走。這時矢車菊可以幫上大忙，讓氣場關閉，同時保護能量體與個體不受到身旁環境的影響。

我們建議，凡是任何由於他人存在而感到疲憊、被掏空的人，都可以在這樣的情境下，直接（不稀釋）將花精原液瓶中的矢車菊花精，滴一滴在舌下，他會瞬間有充滿能量、再度甦醒的感覺。調配矢車菊與胡桃花精複方，被證明可以有效保護個體免受所謂「情緒體」的影響。

每一個診療室都少不了一小瓶矢車菊花精。治療師的意志再堅強，都難免會在面對遭遇不幸的病人時，由於升起的同情心，進入急性矢車菊狀態；極度虛弱的重症病人，也會由於他們與周遭環境的能量落差，

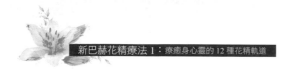

而自動吸取周遭的能量。這時，幾滴矢車菊花精就可以中止這種狀態。

如果治療師被一個病人拖垮，就很難再去療癒其他的病患，實在是沒有任何益處。以這種方式爲他人做犧牲並不值得，我們要從有力量的位置來幫助人。高茲‧布洛姆（Götz Blome，德國自然療法醫師）針對此點寫道：「任何出於軟弱、而非出於信念與內在法則所帶來的犧牲（根本就不是犧牲），不僅沒有價值，甚至是有害的。因爲，出自不眞實的內在而來的犧牲，是寵壞了施者與受者。」[7]

再次重申矢車菊花精的基本理念：在矢車菊狀態下的當事人，對周遭物質環境或精神環境少有抵抗力量。矢車菊花精能在精微體能量層次上，關閉並鞏固當事人的氣場。它在人格層次上也有鞏固的作用。因此，矢車菊是最重要的巴赫花精之一。它最重要的意義在於：幫助人重新獲得獨立、自主的生活。

b）冬青

冬青花精幫助我們釋放憤怒、仇恨、羨慕、妒忌、猜疑與報復的情緒。冬青人經常生活在煩躁不安的狀態，常常控制不了自己，容易暴怒。在某種被極度激怒的狀態下，連牆面上的蒼蠅都會點燃他們的怒火。他們經常抱怨他人，責怪別人是使自己心情不好的罪魁禍首，他們永遠找得到可以怪罪的對象，即使是自己造成的錯誤，也找別人當作代罪羔羊。

冬青類型的人會如此描述自己：

❋ 我很容易陷入盛怒。有時候，我的神經是如此緊繃，一點芝麻綠豆的小事都會惹惱我。

❋ 我經常生自己的氣，特別是當別人說服我去做我根本不想要做的事

情。

❋ 我經常控制不了自己、勃然大怒。

❋ 我毫無理由地感到不滿與痛苦。

❋ 我的朋友們說我脾氣不好，容易生氣。

❋ 有時候，就算沒有正當的理由下，我也有不友善的反應。

❋ 半夜裡，我常被自己的聲音吵醒，聽到自己大聲地罵人。

❋ 我很容易懷恨。

❋ 我很難原諒自己或他人。

❋ 我很多疑。

❋ 我善妒。當我的先生提早出門去參加研習會，他得每一小時打電話回來。

❋ 我常羨慕那些比我漂亮的女性。

　　這些極具破壞性的情緒狀態是如何產生的？有人說，恨是愛的負面鏡像。為什麼一個人封閉了自己，不願意去愛呢？他害怕愛嗎？還是他只想要保護自己？他過去曾對別人表達了太多的感情，而對方令他失望透頂，抑或是他也對自己失望了，以至於害怕感情？或者，當多青類型的人說：「我很難寬恕；既難寬恕自己，也難寬恕別人。」這個時候就是在表達因失望而害怕情感的狀況嗎？

　　讓我們回顧一下矢車菊的心理圖像。這些人在面對周遭環境時，給予太多的同情心，因此難以說不。他們付出太多，幾乎只為別人而活，期待從別人身上得到認同與愛作為回報，一旦事與願違時，他們常會抱怨：「我覺得被他人利用了。」當這種抱怨出現時，當事人可能發生兩種應對的行為。第一種可能是：他們學到生命的教訓，運用意志力，將自己的意願掌握在手中。第二種可能是：為了補償這個弱點，他們封

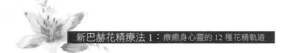

閉了那些曾使自己受傷的感情，熱情奉獻轉變成拒絕。與周遭環境之間採取必要的界限原本是矢車菊的正向狀態，此時卻轉變成補償的狀態，被人利用的負向經驗讓他們轉而採取自我防衛。由於自己的意志力明顯地薄弱，因此必須一再地防衛他人。當然，在確信別人會在某方面阻礙自己時，也可能去攻擊別人。

冬青類型的人犯的錯誤是：他們抗拒愛與關懷。然而在本質上，他們因此拒絕了自己最需要的東西。在矢車菊狀態，他們強烈地渴求愛與認同，甘心為他人付出一切，只為了博取他們的感情；是的，他們甚至不惜將自己的需求束諸高閣，害怕自己不能滿足別人的要求，因而失去他人的愛與關懷。

要改善這現象的第一個步驟是，釋放在冬青情緒狀態時所封閉的情感，而且不要一直停留在冬青階段，因為真正的病因還在更深層的地方。唯有療癒深層的矢車菊情緒狀態，才能根除冬青階段具有破壞性的負面情感。

冬青是溝通花精矢車菊的補償花精，矢車菊代表一種極陰狀態。陰是中醫學的說法，意指兩極平衡的定律中朝向「較少」移位。因此，陰極代表著不平衡狀態。由於不平衡現象是既不穩定又脆弱，因此不可能長時間地單獨存在，最終勢必會走到補償狀態；也就是按照平衡的原理，從極陰狀態轉向極陽狀態。陽是陰的對立面，意味著「過多」。這時候，陰陽兩極就像時鐘的鐘擺，從這一端擺向那一端，然後再次擺盪回來。

由於矢車菊屬於極陰的狀態，因此，冬青的補償狀態就是極陰的反面，屬於極端的陽，這會讓患者做出過火的反應。如果不排除冬青狀態，它會再度由極陽狀態擺向極陰狀態，出現失調的情況，也就是松樹的狀態。

c）松樹

需要松樹花精的人常常苦於良心不安。面對生活中所有可能或不可能發生的情境，作出諸多的臆測，好讓自己找到理由感到內疚。即使他們是成功的，他們仍然會責怪自己未能做得更好一些。如果他們遭受指責，他們會以自責的方式折磨自己。當別人對他們讚譽有加時，他們卻無法接受這好評。

我們常聽到他們說：

❀ 這是理所當然該做的事。
❀ 這沒什麼特別的！
❀ 這是我的職責！

他們往往難以接受禮物，因為他們認為自己不值得擁有它們。
他們的慣用語是：

❀ 我當初要是……！
❀ 為什麼當時我……！
❀ 對不起……！
❀ 我很抱歉……！

松樹類型的人如此描述自己：

❀ 我經常覺得心虛。
❀ 我總是在找自己犯了什麼錯，即使有可能是別人犯了錯。

✻ 在經歷不愉快的情境後，我會覺得都是自己的錯。

✻ 我常想到過去不愉快的場景，至今仍內疚不已。有時候這種糟糕的感覺，讓我很不舒服，我甚至感覺到整個身體都僵硬緊繃起來了。

✻ 過去的荒唐日子至今仍折磨著我。

✻ 直到今天，我還怪罪過去的自己沒能爲孩子做更多。

✻ 我經常怪罪自己，沒能給孩子足夠的愛。

✻ 我常譴責自己。

✻ 一旦我沒有優異的表現，我就會責怪自己。

✻ 即使我生病了，我還是會良心不安。如果藥物無法立刻起作用，我會覺得那是我的錯。

✻ 有時候我很難真正地感到快樂，因爲我一直覺得，自己似乎錯失了什麼。

✻ 在性愛方面，我有很深的罪惡感。

✻ 我經常認爲自己該爲別人的錯誤負責。

✻ 如果別人寡言不語，我會責備自己，肯定是我冒犯或傷害了他們，即使他們否認這點，我還是會覺得內疚，因爲我認爲，別人是出於禮貌或出於體貼而不願意承認。

✻ 自責折磨著我，使我難以入眠。如果我隔天一早疲憊不堪，難以應付生活，我會感到更加內疚。

✻ 如果我拒絕別人的願望，事後會感到良心不安。

　　松樹的圖象包含了強烈的自虐成分。個案認爲，他們得不斷地處罰自己。這種自毀性的錯誤態度是如何產生的呢？

　　讓我們回顧一下：松樹狀態緊隨著冬青的狀態而來。在冬青狀態時，當事者不斷地在他人身上尋找過失。在松樹狀態時，當事者則在自

己身上找尋過錯。冬青類型的人對他人感到不滿，因此時常有惱怒與攻擊性的反應。松樹類型的人永遠對自己不滿，他們是將攻擊轉向自己。

　　松樹是矢車菊花精的失調狀態。在矢車菊狀態下，當事者難以開口說不。在冬青狀態時，又掉到另一個極端，他們變成不斷地說「不」。這樣的結果使他們在接下來的松樹狀態時，因為不斷地拒絕他人又感到內疚。

　　他們一開始尋求著認同與被愛，這個渴望常導致自我犧牲。最終，他們來到了某個點，感覺到自己被人利用，因此，以攻擊的方式與他人劃清界線。這個劃清界限的動作，讓別人收回當事者剛得到的被愛與認同。因此，冬青的狀態不可能長時間維持下去，它會進到失調的狀態，產生罪惡感。對許多人來說，這成了一個惡性循環；因為出於罪惡感，他們又無法開口拒絕，甘心受人利用。整齣戲又回到原點，重演一遭。

　　罪惡感是先前矢車菊狀態的最終結果。由於當事人的軟弱，盛怒之下，作出控訴他人的舉動（冬青狀態），罪惡感便由此而生。這就像俗語所說的，「咎由自取。」

　　在療癒矢車菊狀態時，首先必須確認當事者是否已經處在失調的狀態，否則會出現以下的狀況：服用矢車菊花精後，重新獲得的意志力反而會強化罪惡感。他們會感到害怕，並抱怨在經過療癒之後，情況反而「惡」化了，而周遭的人也可能這麼說。

　　一向都在討好別人的當事人，常常被別人利用他們的好心腸。突然間，他們不再討好他人，判若兩人地展現自己的意志時，的確像是「負向」的改變。但是，周遭旁人並沒有意識到：以前當事人被剝削的狀態，才是不正常的。

　　在這改變的關鍵性時刻，我們一定要支持當事人去面對旁人，並且透過談話幫助他明白自己在意識上的變化，這一點非常重要。

失調花精	松樹
補償花精	冬青
溝通花精	矢車菊

 ## 2　水蕨—葡萄藤—野燕麥

a) 水蕨

　　水蕨類型的人求知慾極高，勤奮好學。他們熱衷閱讀，而且經常參加進修課程。他們在學校裡的研討會、講座當中，常提出許多問題，也可能讓演講者感到無力招架。由於他們提出的問題，多半繁雜瑣碎，讓我們懷疑當事人能從這些問題裡得到什麼益處？這些行為有時會讓我們覺得他們只是為了發問而發問。

　　在診所或是自然療法專家的診療室裡，他們常常想要知道診斷的過程和詳細的檢驗結果，有時還會把它抄下來。有時候，他們還會帶著備忘錄，逐一劃掉上面所記載的每個問題，以確保沒有遺漏任何一個。除此之外，他們常針對療癒方法的作用、風險與成效提出質疑，還會要求療癒者提供療癒成功的案例，有時候他們會為了釐清一些問題而額外約診。他們經常在同一時期諮詢多位治療師，並且詢問相同的問題，也常因此聽到不同的答案，使得內心更缺乏確定感。之後，他們除了閱讀相關的書籍之外，還會參加專業的醫學講座，以便清楚地釐清問題。

　　水蕨類型的人承受的最大痛苦並不是身體上的疾病，而是對自己疾病的不確定感。水蕨類型的人熱衷蒐集資訊的癮頭，有時候甚至會擴展到無形界的知識領域上。如果這些人接觸了神祕教義，他們可能會在做任何決定之前，都要先占卜一下，因為過度依賴占卜感應力工具，曲解

誤用「靈感」。

　　對於資訊的過度飢渴，究竟有何隱情呢？基本上，他們有著非常強烈的不確定感，尤其是在做出自己的判斷與決定這兩件事上，當事人因為懷疑自己的想法，所以會向他人尋求建議。也因為這種不確定感，讓他們的生活變得十分艱難；他們雖然比常人擁有更多的知識，卻常常被他人誤導，因為他們相信其他人比自己知道的更多。

　　水蕨類型的人如此描述自己：

❋ 我經常花很多時間來做決定，同時也會向他人尋求建議。

❋ 我很重視其他人的意見。

❋ 我經常懷疑自己的決定。

❋ 當我想將決定付諸行動時，需要獲得外界的認可。

❋ 如果有人反對我的觀點，我會徹底感到不安。

❋ 我經常會被他人的觀點說服。

❋ 我很不獨立。

❋ 我的觀點時常搖擺不定。

❋ 我會把閒暇時間拿來閱讀。

　　這種內在的不確定感與缺乏獨立性，多多少少導致了刻意地依賴他人的行為，其背後的原因為何？

　　這是因為此一人格拒絕接受發自內心的動能，反而在外在世界尋求真理。當事人透過觀察周遭他人的反應，很清楚知道不斷提問看起來十分可笑，同時也知道這項行為令人討厭。光是因此被看成是太天真或甚是傻裡傻氣的事實，會迫使他們找尋解決方法。此時有兩種可能會發生：第一個是，他們相信自己的知識，做出自己的決定，並樂意承擔責任，這也包括準備好去犯錯，並面對錯誤。第二個可能性是，他們被迫將此內在的不確定感加以掩飾，對外反而展現出極度自信與力量，用以

補償自己內在的軟弱。

b）葡萄藤

葡萄藤類型的人外表顯得相當能幹，而且特別有自信。他們似乎是天生的領袖，對於這點他們自己也深信不疑。在危機時刻，他們會以敏捷的洞察力與沉著冷靜的態度掌握全局，成爲緊急情況中的救星。

他們擁有堅強的執行力與意志力，但另一方面，他們也必須承擔可能爲了私利而濫用這些能力的風險。他們通常不能理解爲何別人指控他們渴求權力與主導性；在他們的觀念裡，他們確信：基於他們擁有「更強的能力」，因此，服務他人的最好方法就是指揮這群人，讓他們知道必須做什麼。

葡萄藤類型的人如此描述自己：

✳ 我要求別人的事都是爲了他們最大的利益。
✳ 當別人不願意的時候，我還是不會讓步。
✳ 爲了達到目的，我不擇手段。
✳ 我就是知道這樣做會更好。
✳ 其他人應該要效法我呀！
✳ 別人都指責我，說我像個獨裁者、堅持自己的權力。
✳ 如果有人稍微不好好聽我的話，我就會變得暴躁，甚至有人不照我的意願去做，我就會即刻暴怒。
✳ 即使在憤怒時，我仍然試著進行該做的，不會去想我可能錯了。

面對周遭的人，他們會展現出：

❋ 嚴厲

❋ 自信

❋ 不聽勸告

❋ 強勢

❋ 不顧及別人

❋ 肆無忌憚

❋ 不屈服

❋ 無法處於下屬的角色

❋ 少有同情心

　　該如何解釋這種強人所難、又不顧他人的性格呢？在某些特定的情況下，他們甚至會讓周遭的人像是活在地獄中一般痛苦。

　　在上一個章節中，我們已經看到，處在水蕨狀態的人嘗試以展現自信來掩飾他的不確定感。在極陰的狀態時，當事人將自己應該承擔的生活責任交到他人手中。現在發展至極陽的狀態下，這些人相信自己必須承擔起他人的責任。

　　他們在水蕨的狀態時向他人尋求意見，現在他們處於葡萄藤狀態，便轉為告訴他人必須做什麼。他們過去總是深信他人有理，現在他們堅信自己才是有理的一方。他們過去總是追隨他人的權威，現在他們對自己的權威堅信不移。

　　這些人早在水蕨狀態中就擁有超乎一般人的能力與意志強度，卻因為無法相信自己而鎖住自己的能力。他們錯誤地認為可以從外在世界、而非內在自我，找到生命的問題與困難的解答，生命因此被卡住了。

　　葡萄藤類型的人從不承認自己在水蕨狀態時的弱點與不確定感。他們過當的行為其實是害怕暴露自己。但是，當事者可能無法意識到到這

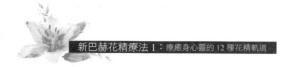

點，因為水蕨的狀態可能是事過境遷的陳年舊事，甚至可能發生在童年時期，或也可能只是人生中一個非常短暫的事件。

即使當事人認為水蕨的症狀從來不符合他們的形象，也與他們的過往毫無關聯，這也沒關係。因為在療癒過程的某個時間點，水蕨症狀就會再次浮現在意識層面。如果我們仔細傾聽，就可以找到水蕨圖象的隱藏線索，例如：過度渴求知識、大量地閱讀書籍，或是當事人其實十分重視他人觀點的事實；當事人佯稱不會聽命於他人，但事實上還是唯命是從。

對一般人來說，極端的葡萄藤狀態對周遭的人來說是很可怕的。我們只要想一想葡萄藤狀況的歷史代表人物，例如：希特勒與拿破崙——處於失調狀態的他們，在世間造成毀滅性的後果。原本已存在的不確定感透過過度自信的行為加以補償，最後來到了極端迷失方向的狀態。

c）野燕麥

野燕麥類型的人是永遠的找尋者。他們為了有所成就而努力，因此多方嘗試，但仍未找到使命。他們對目前生活感到不滿意，因為眼前沒有一個明確的目標。

這些人經常換工作、夥伴或是住所，著手許多事卻虎頭蛇尾，因為他們缺乏真正的滿足感。他們的生活單調乏味、沒有高潮，對他們而言，一切的事物都缺乏意義。他們經常感覺到生命如浮光掠影，他們只是在虛度寶貴的光陰。縱然對這種狀況感到難過，卻不知該如何改變。

野燕麥的人如此描述自己：

❋ 我經常感到內心空虛，總是在尋求能夠讓內心感到滿足的事物。
❋ 我對什麼事都提不起勁，因為我不知道究竟要做什麼。

❀ 我缺乏生命的目標。

❀ 我在目前做的事情中找不到意義所在。

❀ 我為選錯行業感到非常不滿，我寧可做別的事，但又不知道該做什麼才好。

❀ 我覺得十分不滿意，因為我眼前沒有目標。

❀ 一切都是灰濛濛一片，無望一般。

❀ 我有所期待，但什麼事都沒發生。

❀ 我無法真正的感到快樂，因為我身邊沒有什麼特別的事發生。

❀ 在餐廳吃飯時，我總是遲遲無法決定想吃什麼，我不需要提供多種選擇的菜單，菜色少少最好。

　　他們試圖找尋人生的意義與目標卻徒勞無功，因此經常透過享樂（豪華名車、追求時尚、旅遊、花天酒地）或全心投入於事業加以補償。隨後他們會發現這些外在事物也無法帶來巨大的滿足感，空虛感終究戰勝了一切；顯然地，沒有東西可以填滿它。

　　野燕麥狀態的特徵是找尋與等待自己的使命。在先前的葡萄藤狀態中，他們相信：他們是受到召喚、帶領他人並指引他們道路。現在他們處於野燕麥的狀態，他們將目標指回自己，卻是處在漫無目標與迷失方向的狀態。如同在葡萄藤狀態，他們的才幹雖在，卻無從發揮。他們無法確立目標，也無法投入目標。

　　總而言之，最初是處於水蕨狀態的不確定感，在這個階段他們得不斷的向人求教，之後透過葡萄藤狀態的自信舉止與佯裝強勢加以補償；然而不確定感這條軌道的最終狀態是完全迷失方向，甚至連日常生活中的愉悅都不再有任何意義。

失調花精	野燕麥
補償花精	葡萄藤
溝通花精	水蕨

 # 3 線球草─岩水─酸蘋果

a）線球草

線球草類型的人十分多才多藝、思想活躍。他們內在的靈活度，讓他們能認識事物的正反兩面，有能力去思考事物的極端面向；但是當他們必須在兩者之間做抉擇時，這種靈活度就成了致命傷，因為總是同時看到問題陰陽兩個面向的線球草，常常得經過一番掙扎後，才能做出決定。

他們在做出定奪之後，內心對這件事情的糾結仍存在，遲遲難以平息。因此，他們常常陷入內心的衝突中，事後又撤回已做出的決定、反反覆覆，常給周遭的人不可靠的印象。

線球草類型的人如此描述自己：

❋ 魚與熊掌難以兼得，我很難做二選一的決定。有的時候我才說某件事是對的，但是隔天我又改持相反的意見。因為這樣，別人指責我很不可靠。

❋ 我非常善變。

❋ 我的情緒起伏很大──樂則高聲歡呼，憂則鬱悶欲死。

❋ 我生理上的病痛如我的心理一般多變，一會兒這裡痛，一會兒那裡痛。

❉ 我內心的矛盾，深深干擾著我。

❉ 有時候我開始一項工作，很快又把它擱置一旁，然後重新開始另一項新的工作。接著我開始徬徨，到底應該先完成第一個工作、還是第二個才好。

❉ 我出門後經常折返，查看自己是否已把爐子關掉了。雖然我從來沒有不熄火就離開，但是這種不確定感一直折磨著我，有幾次我甚至不惜開車回家查看，害自己上班遲到。

❉ 在某處把車子停妥後，我會再次繞著車子巡視一番，看看是否所有車門都鎖好了。我常常才走開沒幾步，又再次折返，再一次檢查所有的車門是否關妥。很有可能我忘掉其中一扇車門。我知道這很無聊，但我就是忍不住要這麼做，這不確定感好像是個魔咒一樣折磨著我。

❉ 我經常煩躁不安地在房間裡來回踱步，我想要完成很多事情，卻不知道該從何處著手。最好的情況是，我一次做完所有的事情，但這是不可能的，因此我很難下決定。一旦我開始做一件事，我就感到猶疑不決，猶豫其他的事是否更重要。我經常感到壓抑，快要把自己搞垮了。

❉ 我一直會有想法，覺得當初房子怎樣蓋會更好，因此，我對房子現況也不滿意，內心卻會不斷去計劃，怎麼樣會比較好，但房子老早就蓋好了。

　　線球草類型的人經常活在一種難以取捨的感覺當中，這就好似德國文豪歌德的作品《浮士德》中的哀嘆：「我的心中住著兩個靈魂。」或像莎士比亞筆下的哈姆雷特所說的：「存在或不存在，這是一個值得思考的問題。」

這些人內心的躁動與不安，經常表現在他們緊張和失序的肢體語言上面。因為他們的腦子裡同時思考許多事情，所以與人交談時經常不專心、老是岔開話題，或從一個主題跳到另外一個主題，其結果就是出現了反應心理善變狀態的生理症狀：

❋ 極度飢餓轉換成缺乏食慾

❋ 過度活躍、疲憊不堪交替出現

❋ 症狀不斷的交替；這些狀況會無緣無故地出現，也會突然消逝。

❋ 全身上下輪番出現的疼痛

❋ 由於緊張與放鬆之間的失去平衡，而引起白天疲憊、夜裡失眠

❋ 失去平衡感

我們之前已經學過了其他兩種「不確定感」的花精：水蕨與野燕麥。這幾朵花精的不同，可以藉由下面的例子解釋清楚。請你們想像有三個不同類型的人進到一家鞋店：

第一個，野燕麥類型的人站在鞋架前，面對眾多的選擇完全不知所措。對他而言，甚至很難先挑出幾雙鞋，之後再做出更進一步的選擇。

第二個，水蕨類型的人會攜伴幫他挑鞋，他會果斷地走向鞋架，並很快挑到一雙適合他的鞋，緊接著，他請教那位同伴，這雙鞋是否適合他。如果同伴給的答案是肯定的，他就會立刻買下鞋子。但如果同伴給的答案是否定的，他的信心就動搖了，並很可能把鞋子放回鞋架上。這項行為會一直重複到他選的鞋受到同伴的肯定，認為適合他，他才會買下。如果水蕨類型的人獨自走進鞋店，他就會向店員尋求肯定。

第三個，線球草類型的人從琳瑯滿目的商品中，可以很快找到他所喜歡的兩雙鞋，但要從兩雙當中選擇其中一雙，卻成了一個大問題。

他試穿其中一雙，確信這雙鞋很適合他。爲了確定這一點，他便會試穿第二雙，這時候，他改變心意了，覺得第二雙更好，於是傾向選擇這一雙。但爲了確信這一點，他會再次試穿第一雙鞋，於是這個遊戲又重頭開始。他來回擺盪、難以決定。他們與水蕨類型的人不同的是，他們不求教於他人，寧可掙扎地做出自己的決定。

線球草的象徵是天秤。有時這一端高、有時那一端高。這種持續擺盪與長時間的不確定感，對當事者造成了嚴重的問題，在時間的壓力之下，迫使他要找到解決之道。他們開始找尋能夠幫助他們做出決定的方法，緊接著就來到了補償階段。

b）岩水（有療癒力的泉水）

岩水類型的人懷抱著理想。當他們認定生命中某件事情對他們而言是正確無誤時，便會努力遵守這個準則去生活。因此，他們常嚴格地對待自己，拒絕許多不合他們特定原則的事物。他們努力說服其他人認同自己的理想，試圖成爲模範。

岩水類型的人如此描述自己：

※ 我有崇高的理想，因此不得不做出犧牲。
※ 我有極強的道德觀念。
※ 我的道德觀與我的願望相違，使得我常常要壓抑自己。
※ 我希望別人能夠默默認同我所做的。
※ 我要活出理想，作爲別人的表率。
※ 我試圖把每件事做到完美，成爲他人的榜樣。

處在岩水狀態的人會堅持己見，他們會做許多「正確」的事情。

他們經常從理想主義者轉變成狂熱主義者，不斷地說服別人相信他們的「福音」，也常常成為極端主義團體或教派的成員。

「極端主義」的代表性例子為：

❋ 嚴格的素食主義，當他們參加宴會時只吃馬鈴薯與沙拉，以忠於他們的原則。

❋ 嚴格的長齋者，到熟識的人家中，甚至會為了不受誘惑而自備食物，以忠於自己的飲食原則。

❋ 嚴格的禁酒者，甚至連聖體聖事中的聖血（葡萄酒）都不沾一口。

❋ 屬於特別宗教教派，想要在人間就可以成聖。

❋ 追求開悟者，他們將所有閒暇時間投入瑜珈練習與靜坐當中，徹底放棄「俗世」的快樂，如：社交活動、打保齡球、看電影、上劇院等等。

❋ 同類療法醫師，他們花費好幾個鐘頭在書堆中找尋「一帖」藥方。當症狀不明時，他們嘗試只開立一種藥，而不是以特例處理，給予複方以迅速緩解病情。

這類型的人很難清楚地意識到，這些嚴格的規定，只會讓他們的生活更加複雜而非簡化。他們嘗試以明確且具體的決定，來終止不確定性以及線球草狀態中不斷左右拉扯的模式，然而這個決定卻剝奪了當事人行使自由意志的機會。為了讓自己從「選擇的痛苦」當中解放出來，他們成了自己一次性抉擇的奴隸。

他們還沒有準備好放棄自己的理想，因為害怕無法控制自己，又退回到三心兩意的線球草狀態。這種僵硬的、死守原則的態度，漸漸地也會透過與身體僵化有關的疾病表現出來，例如：關節僵化與動脈硬化。中世紀的煉金術士醫師、來自霍恩海姆城的的帕拉塞爾蘇斯（Paracelsus von Hohenheim），也認為僵化的思想會導致關節僵硬。

當事人為了秉持原則，所以必須不斷壓抑享樂的行為或想法，最後會導致他徹底喪失生活上的樂趣。漸漸形成的壓力，也迫使他必須去面對自己的內在衝突。

這裡有兩種解決的方法：第一，當事人願意放棄他嚴格的原則，承認和接受自己的需求，並且面對日常生活中的挑戰，做出所有必要的決定；或者，當事人竭力避免所有與自己僵化原則不一致的事物，因而進入了失調狀態，從死守原則退化成為過度的完美主義。

c）酸蘋果

酸蘋果類型的人是認真負責、井然有序的人。他們一絲不苟地努力做好所有的事情，卻經常做得太過頭而變得吹毛求疵，最後成了潔癖狂熱份子與完美主義者。另外，還有可能成為極端的案例，例如：有打掃狂的家庭主婦，她的內心躲著一個酸蘋果類型的人；模範學生，他內在的酸蘋果無形地驅策著自己，總是得盡心盡力地完成家庭作業，成為他人的榜樣。這些人很容易針對他們認為不乾淨的物質感到噁心，像是骯髒、細菌、汗水、排泄物。他們也會針對「心智上」的污垢感到噁心，例如：不道德的念頭，或是「壞的振動頻率」。

他們受不了任何失序的狀況，只能在所有的事物都就定位時，他們才會找回心中的安寧。

酸蘋果類型的人如此描述自己：

※ 我很細心地做所有的事情，幾乎是一絲不苟。
※ 在我的職業上，我十分吹毛求疵。
※ 當我達不到對自己的期許時，我會覺得自己不乾淨。
※ 一切都必須井然有序、完美無瑕，否則我會有壓力。如果不能成功，

我覺得自己像個失敗者。

❋ 我受不了雜亂，它干擾我。

❋ 我常常讓小事操縱自己，經常陷入枝微末節之中。

❋ 我很害怕被傳染、被感染。

❋ 別人用過的杯子，我沒辦法拿它來喝水。

❋ 蛇和蜘蛛令我感到噁心。

❋ 汗水和疹子令我感到噁心。

❋ 我每天至少淋浴一次。

❋ 有時我甚至一天洗兩次頭。

❋ 我的潔癖症狀近乎是恐懼症的程度。

❋ 我無法使用別人家的廁所，因為我覺得它們很噁心。

❋ 在某些情況下我覺得必須潔淨自己，因此去沖澡或是催吐。

❋ 當我吃太多或吃錯了食物，我會把手伸進喉嚨催吐，否則我會覺得
　自己不乾淨。

❋ 我覺得做愛是件骯髒的事。

❋ 我不斷嘗試抵擋負面的因素，避免受到毒害。

❋ 我害怕社會大染缸汙染了我的精神。

❋ 有時候我覺得內心不潔，特別是在生氣過後。

　　酸蘋果在某些點上與松樹類型的人有些相似，由於兩種情緒狀態背
後的動機相當不一樣，因此很容易區分此兩種類型：

松樹類型	酸蘋果類型
容易感覺內疚。	自覺內在不潔。
有所疏忽時，就會感到良心不安，認為自己沒有達到別人的要求，並且害怕隨之而來的後果。	有所疏忽時，會感覺內在不潔。因為無法達到對自己的要求。
在性事上有困難，因為感覺到性是一種被禁止的行為。	在性事上有困難，因為感覺到性是一種不道德、不純潔的事。
	跟身體有關的事情，例如：親吻與餵奶，都是個問題。
罪惡感與自責會在生理上表現出：胃痛、薦骨疼痛或從頸部蔓延上來的頭痛。	不潔感，是一種對處境的不滿，在生理上表現出皮膚疹、過敏或典型的酸蘋果症狀：暴食症。

　　因為出於恐懼，怕身體與精神受到感染，讓生命退化成為一種無菌的狀態，這種極端的狀態是如何造成的呢？

　　我們已經看到了，岩水類型的人由於害怕自己不忠於原則與理想，便極力避免一切他們認為會引人誤入歧途的不道德行為。在極端的狀況下，他們甚至不與「不潔」的人交往，例如：吸菸者、肉食者或無信仰者。可是，長時間下來，人無法持續排除本身人格內的某些特定面向，當他們自己無法遵守自行立下的禁令，違反他們自己所訂下的狹隘的道德規範時，就會感到內在不潔淨。

　　漸漸地，這種不潔的感覺被獨立出來，並投射至外在的生活所有可能的領域上。當「內在」的骯髒轉化到周遭環境，便會讓當事人激烈地對抗所有形式的不乾淨。但我們在外在世界所對抗的一切，事實上正是

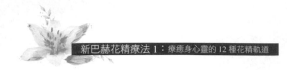

內在干擾我們自己的部分，一如古代神祕教派的名言：「境由心生」。但「如其在上，如其在下」的說法也適用。

在我們拒絕物質的同時，事實上也拒絕了其背後的那個精神法則，無論我們選擇如何稱呼它。主導了岩水狀態的意識形態，到了酸蘋果狀態時，變成了自我質疑的對象。岩水狀態下的「脫離日常生活」發展成了「與生活敵對」的酸蘋果狀態，在不知不覺中走入了死胡同。當事者會不斷地對抗著被自己視為有敵意的環境，同時也對抗這個環境中所有的層面。酸蘋果狀態的防衛態度表現在身體上的症狀是過敏。

許多治療師運用酸蘋果花精療癒皮膚疹、過敏、受感染的傷口，也可以使用外敷方法，如花精敷布、花精乳霜或花精乳霜繃帶（塗抹乳霜之後，再用繃帶固定）。然而，這裡要注意的是，巴赫花精並不具物質性的作用，只有在患者內部或外部（例如：透過皮疹）感覺不潔時，酸蘋果才可以保證有效果。

失調花精	酸蘋果
補償花精	岩水
溝通花精	線球草

4 龍膽—楊柳—野薔薇

a）龍膽

龍膽類型的人是永遠的悲觀主義者。他們懷疑一切，也懷疑每一個人，甚至常合理化自己的負面看法。面對外在的困難，他們容易感到氣餒與消沉；而這讓他們更加確信了自身悲觀的念頭；經常是這樣的負面

預期心態，阻礙了成功。逆境沒能激發他們的鬥志，反而讓他們提前放棄。

對他們來說，這些人面臨挫敗時——無論是家庭、職業或疾病方面，整個世界都崩解了。即使是小小的困難，也讓他們難以承擔，因此老是鬱鬱寡歡。

龍膽類型的人如此描述自己：

❉ 我經常擔憂。

❉ 我不斷苦思。

❉ 我對一切事物追根究柢，卻沒有得到結果。

❉ 我很難看到積極面。

❉ 我是個悲觀主義者。

❉ 理智告訴我：「你不可以什麼都相信。」

❉ 我無法相信，企圖以務實的眼光看待一切。

❉ 我抱持懷疑的態度，對碰到的事情都先說「不」。

❉ 我害怕信賴被濫用，因此儘可能小心謹慎。

❉ 我擔心所有的事情，思考著：「怎樣做才會更好？如何工作會更好？你從生活中得到什麼？」

❉ 我常對生活感到失望，過去不好的經驗讓我總是看到負面的情況。

❉ 我很難積極地思考未來，因為我不相信可以改變現狀。

❉ 我一直害怕丟了飯碗，每次老闆叫我，我都害怕他會要我離職。

❉ 我對未來感到害怕。

❉ 我對我的經濟狀況感到害怕。

❉ 遇到困難我很容易氣餒，懷疑事情能順利進行。

龍膽類型的人給予他人的印象是：他們為了合理化他們的悲觀態度，不斷地找尋負面的事物。有時候人們甚至覺得：如果他們的生活順遂，他們反而會感到渾身不對勁；因為，他們總是看著美中不足的地方，死抓著負面的事物不放。

但有些龍膽類型的人，讓人無法在初識時辨識出來，他們會爭辯說：「我只看積極面，雖然有很多困難與令人生氣的事情，但是我相信，我一定辦得到。」

就算當事人的目標是正面的，並自認是樂觀主義者。但是，預設會出現困難本身，就是一個負面的心態。

龍膽花精適用於療癒外因性的沮喪與消沉，也就是一種透過事件或外在情境所引發的沮喪感。龍膽類型的人應該謹記在心：他們持續不斷的負面思維種下了前因，因此導致了必然的後果；負面的預言成真了，這是亙古不變的吸引力法則。這些人不斷地「抹黑」一切，讓所有事物籠罩在烏雲當中，因而遮蔽了生命的美好，徒留空虛。這是悲觀思維造成的結果，而非悲觀思維的因。龍膽類型的病人顛倒了因果，由於生活中所有事物看起來都非順遂，很容易讓他們覺得自己受到不公平的對待，甚至是命運的犧牲者，於是進入補償的階段。在此階段，他們將自己不順遂的責任歸咎於他人。

b）楊柳

楊柳類型的人的人生歹運似乎接二連三地報到。他們以受害者自居，總有個罪人一手造就他們的不幸。這個罪人可能是鄰居、壞媳婦、雙親、或老闆。在極端的情況下，他們會怪罪整個社會，甚至命運。

他們通常相信自己受到不公平的對待，但是他們並沒有反抗，反而

忍氣吞聲，逐漸從生活中退縮下來，變得愈來愈憤世嫉俗。他們不斷哀嘆著「我怎麼會這麼歹命？」的自怨自艾，成了生命的主要課題。

　　楊柳的人會如此描述自己：

❋ 我常自問：「爲什麼是我？」——命運對我不公！
❋ 我覺得自己是命運的犧牲者。
❋ 我從不抽菸、不喝酒，飲食也很健康。生病的爲什麼是我？我怎麼這麼歹命？
❋ 我嚥下這口怒氣，是因爲跟別人爭吵不是我的風格。
❋ 我經常得吞忍很多憤怒，弄得現在滿腹委屈。
❋ 我會因爲雞毛蒜皮小事生氣，但不會告訴別人。
❋ 我曾經受人陷害，我絕不會忘記這事。
❋ 我絕對不會原諒那些曾經傷害過我的人。
❋ 自我毀滅性的憤怒甚至讓我一度想要自殺。
❋ 我本來想進修別的工作，但我沒有錢上大學，我的一生就這樣毀了。
❋ 那群醫生是罪魁禍首，他們太晚診斷出我的病，害我身體變成現在這樣。
❋ 我再也無法眞正地感到快樂。

　　在楊柳的狀態下，當事人經常將自己的不幸歸咎他人；如此一來，他們把該爲自己命運承擔的責任，拱手交給別人；同時也沒認清，自己才是造成這一切狀況的始作俑者。他們依舊在一切事物上堅持消極的態度，甚至給人一種感覺：似乎他們在受害者與未被公平對待的角色上感到頗爲舒服。

　　楊柳狀態的當事人常常用抿住、向下垂的嘴角，來表達他們的不

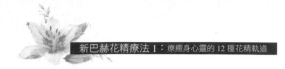
滿。漸漸地，他們的嘴角與下巴因此留下深深的刻紋。有靈視能力的人告訴我們，這些怨天尤人的當事人的外圍，通常有著瀝青般汙濁的暗色氣場。他們的生命既悲觀又負面。

縱然，這些人對外看起來非常熱絡、熱忱，但是憤怒與辛酸如暗流般隱藏在外表之下。相較於多青類型的人，楊柳類型的人不會對外攻擊，他們不會爆炸或開罵。相反的，他們試圖透過嘲弄的言語來傷害那些罪人，藉此表達他們的報復。

多青狀態中，當事人的負面情緒與情境有關，被外部事件引燃。而楊柳的狀態中，消極與負面是他們性格的基調。楊柳代表自我攻擊，它的生理表徵是「風濕」。在「風濕」的症狀中，平常用來攻擊外侵者的抗體反過來破壞自己的身體，特別是在關節處。最後，當事人會痛苦地意識到：他們必須在自己身上尋找問題的起因。

根據因果法則，龍膽狀態一直預期著壞事即將發生的悲觀心態為自己招來惡運。當事人若無法認出自己的錯誤，反而覺得是環境或命運愚弄他，因此帶著心酸與痛苦的情緒退縮、遁逃。如果無法阻止這種自毀的狀態出現，失調的狀況便會隨之而來。在失調的狀況中，他們被自己造成的苦難壓垮，內心徹底投降。

c) 野薔薇

野薔薇類型的人在內心豎起白旗、投降。他們徹底地不快樂，完全地被動，絲毫不願意做最小的努力去改變他們的境況。

野薔薇狀態經常出現以下情況：

❋ 令人不滿意的職業
❋ 慢性疾病

❋ 不愉快的婚姻
❋ 非預期生子
❋ 牢獄之災
❋ 貧窮
❋ 富裕（厭倦生活）

　　這些人無法再想像目前的生活狀態未來有改變的可能性；他們毫無怨言地接受了這一切，漸漸變得麻木不仁、冷漠消極，對周遭事物完全失去興趣；一切都無關緊要、可有可無，反正一切都失去意義。他們相信他們的歹運是命定的，遺傳帶來了疾病，不治之症也是業力造成的。

　　野薔薇類型的人如此描述自己：

❋ 我感到萬念俱灰。
❋ 一切都沒有意義。
❋ 我感覺空虛。
❋ 我經常萎靡不振，吃不下、不能工作、高興不起來。
❋ 我沒有興趣作任何事，我看不到生命的意義，沒有事情可以讓我感到快樂。
❋ 哀莫大於心死。
❋ 生命對我來講，毫無樂趣可言。
❋ 我曾夢想過未來，現在無所謂了。
❋ 我常想要自殺。
❋ 我已經自我放棄了。
❋ 我常感覺到靈魂已經枯竭，並常想著：「我不行了，我什麼也不要了，一切都沒有用了。」

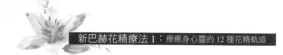

野薔薇類型的人沒有精力，也沒有動力，總是疲累不堪。說話的音調多半單調、臉部也沒有表情。他們的皮膚蒼白、無光澤，血壓很低，甚至用最強的升血壓劑也無濟於事。

也有一些野薔薇類型的人不容易被辨識出來；他們雖然活躍，卻不期待從生活中獲得滿足感；他們出於義務工作，從中得不到快樂（橡樹——補償階段）。有些人甚至可以鼓舞激勵他人，但內心卻置身事外（馬鞭草——補償階段）。甚至有些人從外表看起來十分快樂，卻對他人隱藏內心的空虛（龍芽草——補償階段）。

在某些情況下，當事人已經部分克服了野薔薇的狀態，但野薔薇狀態的頻率仍無意識地出現在他們的生命中。因此，我們在面談時應該要詢問當事人，在生命的某個時期是否曾經放棄過自己？這類型的野薔薇狀態不太容易被認出來，極低的血壓可以做為關鍵的判斷因素。即便當事人表示，自我放棄的心態已經是多年前的事了，我們還是建議給予這些個案幾滴野薔薇花精，滴在其人體反應區——第七塊頸椎骨上，這些人通常會表示，馬上感覺到清醒很多。這是判斷野薔薇狀態的好線索。

透過人體反應區做出的診斷結果比面談更客觀。在此書的第二冊中，我們會詳盡闡述這種巴赫花精療法的新形式。

野薔薇狀態是先前楊柳狀態的結果，儘管這個狀態可能只是短暫地出現。但是，它殘留的影響力非常大。這是因為當事人在每次自我放棄之前，在心態上會先出現拒絕接納外在情勢的現象；如果他們曾經處在楊柳消沉退縮和痛苦的狀態中，到了野薔薇狀態時，他便放棄了所有的希望，變得更屈從於命運，宿命地任由命運擺佈。

基於這個理由，拒絕世界、自我放棄的野薔薇狀態，會是療癒過程中最強的阻礙，我們不可以忽略這一朵花。否則，任何療癒——不僅限於巴赫花精療癒——想要取得成效都會有困難。

失調花精	野薔薇
補償花精	楊柳
溝通花精	龍膽

 ## *5* 水菫—栗樹芽苞—櫸木

a）水菫

　　水菫類型的人非常獨立，很有才幹，優秀與寬容的特質讓他們深受人們喜愛。面對艱難的情境時，他們是搶手的諮詢者，因為他們客觀、冷靜，又不會試圖強加自己的意志在別人身上，他們也不干涉別人的事情，因為他們己所不欲，也不施於人。

　　他們在內心與周遭的事物保持一定的距離——這一點獲得旁人的高度評價。不過，長期來說，這可能會帶來大問題，因為這種態度也是一種優越感。他們極力避免對立的情況發生，一方面是認為對抗毫無用處，另外一方面，也覺得這麼做有損他們的尊嚴。但是到了最後，這些人發現自己在各方面都比其他人優越，因為那種自豪、傲慢的心態已經生根了，結果讓他們變得更自命不凡，內心深處與周遭的距離愈來愈大。雖然水菫類型的人在工作上通常扮演熱門的諮詢者，也十分受歡迎，但私底下卻愈來愈退縮，甚至發展成獨行俠與局外人。對別人來說他們難以親近，甚至產生了寂寞感，人際溝通上的困難也隨之而來。

　　隨著傲慢、內心距離感的擴大，及孤立狀態的與日俱增，他們很難再發展出理解他人、喜愛他人甚至是愛他人的能力，甚至導致情感上的冷漠。

　　這些情緒狀態若表現在身體上，會出現頸椎疼痛與頸部僵硬；正好

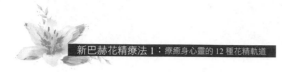

符合缺少謙遜和低頭屈從的能力。

水堇類型的人如此描述自己：

❋ 我有時候覺得自己比別人優越。

❋ 我很自負。

❋ 別人認為我是個自命不凡的人。

❋ 在學校、學徒期間以及職場上，我都是佼佼者。我的座右銘是：「我的字典裡沒有失敗兩個字。」

❋ 我經常感覺到孤立、內心與別人的距離。

❋ 我比別人更有經驗。

❋ 我潛藏著一種自己擁有比別人更多想法與能力的感覺。

❋ 我寧可親自處理事情，因為別人無法像我做得這麼好。

❋ 我寧願是自己幫助別人，也不要別人幫助我。

❋ 我不允許別人幫助我，如此一來，事後就不用感謝任何人。

❋ 我無法忍受別人干涉我的事情。

❋ 我內心常常有鶴立雞群的感覺。這有時令人尷尬，有時又十分美好。

❋ 我總是讓一切顯得很有品味。

❋ 我不與特定的人打交道。

❋ 我很難當別人的屬下，即使這個所謂的「別人」就是我的上司。

❋ 我很怕平庸地活著、隨波逐流。

❋ 我最大的問題是：謙遜。

受過菁英教育的貴族們常常擁有水堇的狀態，那些天賦異稟的人（例如：天才兒童、擁有超高智商的人、成功人士）注定擁有這種負面心理狀態；那些天生擁有特殊相貌的人（例如：美女、模特兒、健美先

生）也是。某些人擁有受歡迎的職業、形象良好的工作（例如：藝術家、演員、政治家等），都可能受到誘惑，認為自己確實比他人優越。

這些人經常嘗試將每一件事都做到完美無缺，好讓自己鶴立雞「群」。高茲・布洛姆寫道：「驕傲的人需要仰慕者，驕傲會摧毀所有天生卓越品質的純潔性……它形塑了階級，將我們與鄰人隔開……驕傲顯示出生而為人的我們忘記了自己的根本，想要自命不凡……它阻礙我們友善地去思考、言說與行動，在我們與他人之間築起了藩籬。」[8]

如果沒有制止這種優越感，就會產生以下危險：當事人覺得自己超越了那些在他們眼中看來無關緊要、平庸的事物，因此錯失了他們生命當中重要的任務及教訓；在補償狀態階段，他們尤其壓抑那些不愉快的事情，因為這些事情配不上他們的尊貴。

b） 栗樹芽苞

那些需要栗樹芽苞的人很難從錯誤中學習，他們不專心及注重表面的行事方式，讓他們錯失生命中許多事情。他們經常重蹈覆轍，而且在生活中忘東忘西，出現以下情事：

✱ 忘記帶鑰匙
✱ 忘記關掉爐火
✱ 每次在同一個十字路口都沒讓別人優先行駛
✱ 晚上與電視難分難捨，隔天拖著疲憊的身軀去上班
✱ 在節食過後又立刻吃起零食，生氣自己又增胖
✱ 才剛戒菸又拿起菸來吞雲吐霧
✱ 總是上同一類人的當
✱ 每一次都買同一款的二手車，即使已經為此付出高額的維修費

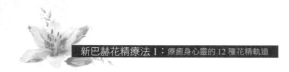

他們在生活中更重要的面向上，也不斷地重複犯下錯誤，例如：不論吃盡了多少苦頭，卻一再地與已婚的對象有染；或者再度開始學習新的課業，仍然虎頭蛇尾，無法完成。

栗樹芽苞類型的人如此描述自己：

❋ 有時候，我是個很隨興的人。

❋ 原則上我會迴避所有的問題。

❋ 我拖延工作，直到最後一分鐘才趕著做完。

❋ 我很容易拖延令我感到無聊的工作。

❋ 我拖延令我感到不愉快的事情，若有其他事情插進來，我會感到很開心。

❋ 我經常瞎混摸魚。可以做上千件無關緊要的事，把重要的大事擱置一旁。

❋ 我經常犯同樣的錯誤。

❋ 有時候我的想法會突然斷線，突然間忘了自己原本要做什麼、或是剛才想說什麼。

❋ 儘管上次他們把用水沖淡的番茄醬當成番茄湯端上桌，把我給氣炸了，我還是在同一間餐廳向同一位服務生點了同一道番茄湯。

❋ 只要約會，我必遲到。即使我把鬧鐘撥快了半個小時，還是會磨蹭到最後一刻才又匆忙出發。

❋ 我經常買很多書，隨手翻翻後就束之高閣。

❋ 我從電視上錄下所有我感興趣的影片，目前已經擁有一間大型的電影館，只是我幾乎沒看過這些電影。

❋ 我經常同時閱讀許多書，因為我對一本書最初的狂熱，往往只有三分鐘熱度，之後又很快移情別戀另一本書。

✤ 我經常同步開始做許多事情，但都虎頭蛇尾。

✤ 我想的總是快兩步，總是在思考我下一步要做什麼，但如此一來，我就無法專注在眼前的任務上。

✤ 我為將來制定許多計畫。

✤ 即使我一開始就知道這樣做會出錯，我還是經常違反我內在的聲音去做。

　　這一類型人的典型樣貌是對很多事情著迷，卻對日常生活的事物興趣缺缺。就算他們經常打造雄心勃勃的計畫，就算他們根本還沒開始進行當前的工作，已經在腦子考慮著他們的下一步。出於這個原因，他們常常無法專心、十分健忘、無法盡責的執行工作。他們常同時啟動許多事情，卻虎頭蛇尾，沒有成果。

　　他們將不愉快的事，或目前不感興趣的事擱置一旁，打算以後有興趣時再完成。我們會發現，他們身旁有成堆的報紙與翻了幾頁的書籍，等待日後再讀。

　　生活中諸多不重要的瑣事，成了他們將重要工作擱置一旁的藉口，如果當事者被指責不務正業，他們可以找到令人信服且合乎邏輯的理由。他們常辯稱說：因為工作量過大，以致於無法完成。

　　栗樹芽苞類型的行為特徵是：逃避不愉快、不感興趣的事情，有時甚至逃避自己。他們的內心好像有個噴射火箭一般，不斷地射向新的經驗。他們的腦子裡轉著上千種想法，不斷打造各種未來計劃，內心卻活得匆忙倉促。他們的心智感官因此超出負荷，引發了種種失能，導致精神不集中、記憶力衰退，並且無法勝任日常生活上的要求，於是變得對所有事物都漠不關心，對於當下也興味索然。但相較於愛幻想、整天坐著白日夢、活在空中樓閣的鐵線蓮型人，栗樹芽苞型比較會把注意力集

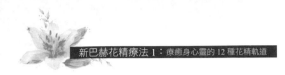

中於具體的事情，也會實踐他們的想法。

忍冬類型的人也是活在充滿空想的世界中，不同的是，他們沉緬於過去的美好回憶裡。

栗樹芽苞是水堇狀態引伸出來的結果。處於水堇狀態的人，一旦在內心深處逃避認為不符合他們尊貴身分的事物，就會進入栗樹芽苞的狀態，開始與外在事物保持距離，排拒一切不愉快與不美好的，拖延一切必要、卻不喜歡做的事情，直到不得不去做它們為止。

他們一而再、再而三地犯相同的錯誤，這是在提醒人們不可以罔顧生活中的教訓。然而，當事者如果還沒有準備好去面對自己的錯誤，就會進入失調的狀況。此時，他們藉由挑剔他人的毛病，來掩飾自己犯的錯。

c）櫸木

櫸木類型的人永遠是冷嘲熱諷者。他們不斷地尋找負面的事物，總能在雞蛋裡挑到骨頭。放假出遊時，他們總有辦法找到事情來打壞興致，讓喜悅消逝，然後再合理化自己充滿矛盾的理由。

櫸木類型的人會這樣說：

❋ 那樣也沒有多棒吧！
❋ 這東西不值那個錢吧！
❋ 不用浪費力氣在那事上吧！
❋ 這有什麼，我們家也做得到啊！
❋ 我們走這麼遠，是何苦來哉呀？

在他們的字典裡找不到容忍二字，看不到他們對犯錯者的同理、包

容與理解。相反地,他們嚴以待人,經常抱怨小事。最經典充滿怒氣的責備是:「你怎麼可以這樣……!」說話的同時,他們的嘴角往下拉,將他們的不悅感百分百地表現出來。旁人往往認為他們傲慢自大;他們尖酸刻薄的幽默感與輕蔑批評,讓他們在團體中越來越不受歡迎,其他人則因為常被他們貶低,心裡覺得受傷,因此避開他們。

櫸木類型的人如此描述自己:

❋ 我喜歡批評。

❋ 當明顯的弊端出現時,我無法閉上自己的嘴巴不批評,縱然此行徑會讓我不受歡迎。

❋ 我太容易看到他人所犯的錯,所以我跟他人關係都不長久,因為他們所做所為不斷干擾著我。

❋ 別人的膚淺常令我不舒服。

❋ 我在腦中貶抑他人,雖然沒說出口。

❋ 我有嘲笑與譏諷別人的傾向。

❋ 我很自豪能夠既精準又貼切地使用諷刺漫畫的語言來描繪淒慘的狀況。

❋ 我可以成為一個很好的嘲諷專家。

❋ 做錯事的,該受嘲弄。

❋ 我的諷刺性幽默常常傷害別人。

❋ 我的朋友說,我尖酸的幽默腐蝕人心。

❋ 我認為,不懂得嘲笑別人錯誤的人很可憐。

❋ 如果有人不能接受非惡意的嘲弄與批評,覺得自己被侮辱,絕對是他咎由自取,與我無關。

❋ 我不懂為什麼有些人那麼敏感,對小小的批評反應如此強烈。

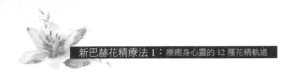

✻ 我不喜歡別人毫無緣由地挑剔我，我只在絕對必要、並出於好意的
　情況下，才會批評別人。

　　櫸木狀態的出現，表示當事者已經處於失調的階段，需要優先處
理；尤其是在當事人認為這朵花並不是特別重要，寧可換成其他花的時
候。

　　櫸木狀態是一種深藏在人格中的錯誤。這類人企圖掩藏自身犯的
錯誤，因為他們拒絕面對自身的不完善，所以開啓自我防衛機制，採取
激烈、專制的方式挑剔他人犯的小錯誤，將焦點從自己鑄成的錯誤中轉
移。

　　當事者先前處在水菫狀態時，為了要「鶴立雞群」，他盡可能完
善地處理他認為重要的事情。然而當他進入栗樹芽苞狀態，終於被迫承
認自己常常重複同樣的錯誤，尤其在那些毫不起眼的生活瑣事上。到了
櫸木狀態，他們找尋別人身上的錯誤，好將注意力由自己不完美的地方
轉移開來；這些不完美傷害著他們的虛榮心與傲慢，干擾著已深化的內
在優越感。當他們找到別人的錯誤時，就比較可以接受自己老是重蹈覆
轍、無法從錯誤經驗中學習的這件事。優越感與傲慢的性格，再加上拚
命尋找他人身上的錯誤，當這兩者雙雙出現在當事人身上時，將導致他
成為一個偏執狂與自大狂。

失調花精	櫸木
補償花精	栗樹芽苞
溝通花精	水菫

6 馬鞭草—角樹—白栗花

a）馬鞭草

馬鞭草類型的人洋溢著熱情，並且充滿理想。他們滿心喜悅地想要分享他們的觀念與知識給別人，並且嘗試以慷慨激昂的言論打動人心。如果他們沒能成功地說服人，便會感到失望與沮喪，並重新在腦中尋找更正確的新詞彙，也許真的可以說服對方。他們不斷努力想要感化別人，以至於內心永無寧日，甚至還因過度的身體負荷而疲憊不堪。因為如此，他們經常神經緊繃。他們最關心的是：如何說服周遭人相信自己的信念。然而，他們常超出本來的目標，像個狂熱、不屈不撓的教條份子。他們常無止無盡地與人進行討論，並很容易因為固執己見而陷入爭端中，甚至想要強加自己的信念給對方。他們覺得在某方面來說，是命運揀選了他們來勸導大家。

對旁人來說，這種傳教士般的熱情讓人難以消受，讓人感到疲累又辛苦，常讓別人敬而遠之。

馬鞭草類型的人如此描述自己：

❁ 當我熱衷某事時，一定得馬上與人分享。

❁ 如果別人不想聽，我會有種天塌下來的感覺。

❁ 如果我有好點子，一定立刻告訴別人。

❁ 即使別人對我的話題不感興趣，我還是常常試著說服別人相信我的
觀點。在這之後，我常感到筋疲力竭，因神經緊張而無法入睡。

❁ 我常不斷跟他人交換想法，也會常想：「我剛應該這樣說的……」

❁ 我經常與自己對話。

❀ 有時候跟別人談過話後，即使過了很久，我仍對當時漏講的部分感到怨嘆。

❀ 我能夠將全部精力與信念投入到某件事。

❀ 我有崇高的理想，一旦我確信了某事，必要時，我可以為此奮戰，直到最後一滴血流盡為止。

❀ 對我來說，最嚴重的事情是：我要說，卻不能說或不准說。

❀ 我無法忍受不公不義。

❀ 我對自己的期望很高。

❀ 我想要把每件事都做得完美。

❀ 我試著要打動別人。

❀ 我想要對別人有正面的影響力。必要時，我會施加壓力。

❀ 說服別人，對我而言不是難事。

❀ 我會在生活中設定目標，直到目標完成，我的心才能安歇。

❀ 我做每件事情都很仔細。但我只期許自己這樣做，我不在意別人是否也是如此。

❀ 我沒有辦法看暴力或戰爭片。

❀ 感人的影片容易讓我落淚。

　　馬鞭草類型追求完美的特質與酸蘋果類型不同。酸蘋果類型的人，是出自於內在的執著，以吹毛求疵的方式、十分小心謹慎，並盡責地完成所有交給他們的任務，否則會出現內在不潔淨感。但是，馬鞭草性格的人則是為了他們所熱衷的理念，全心全力投入工作，其他與此無關的，都是雞毛蒜皮的小事，他們很少會關注。

　　酸蘋果類型的學生會在所有的科目上取得優異的成績，馬鞭草型的學生則嘗試在一、兩個科目上表現優異，並且打破所有的記錄，其他

科目上則表現平平。另外一種可能是，他們在所有的科目表現上都很糟糕，因為嗜好占據了他所有的時間。

馬鞭草學生很會引起他人注意，當他們想在課堂上有所貢獻時，他們不只是依慣例舉手，甚至還會打響手指頭、起哄、吵鬧，努力地搶到發言機會，傳達他的意見。馬鞭草性格的成人，則會在演講結束時發言，強烈地表達個人的意見，造成嚴重的干擾。隨後，他們會用這句話道歉：「我不吐不快呀！」

他們與岩水的不同在於，岩水類型的人為了向他人證明，自己的觀點確實可以加以實踐，因此，想要活出某個特定的理想或意識形態；而馬鞭草類型的人只想證明給自己看，不針對他人。橡樹類型的人也常讓自己透支，以遠遠超過自己的力量去工作，但他背後的動機是被錯誤理解的責任感造成，並非像馬鞭草類型的理想主義。

馬鞭草的狀態——由於持續性的心智上耗損造成的結果——緊接著會出現角樹的補償狀態。

b) 角樹

需要角樹的人常常精神疲憊，感覺虛弱、無力。他們每天都患星期一症候群，盡可能地想賴床不起；但是越賴在床上，越是感到筋疲力竭。一想到要去工作，就感到加倍地無力。典型的特徵是，一旦他們開始工作，精神就來了，工作也就得心應手了。

角樹的人會如此描述自己：

❋ 我總是覺得累。

❋ 我最近感到筋疲力竭。

❋ 我很累，最好是一整天都賴在床上。

❋ 早上起床時，比前一晚上床睡覺前還累。

❋ 一想到要工作，我就全身無力，得費很大的功夫才能開始工作，但是工作一旦展開，就漸入佳境。

❋ 我目前的工作是個艱難的任務，光想到我當天要處理的所有事情，就足以把我打垮了。

❋ 我覺得無法勝任工作。

❋ 我內心感覺被掏空了。

❋ 我常不專心。

❋ 我很難思考問題。

❋ 有時我磨蹭了幾個鐘頭，才能振作起來開始工作。

❋ 如果我工作或看電視到深夜，眼睛就會因疲累開始發酸、流淚。

　　角樹狀態是馬鞭草類型的人長期過度單向地使用腦力導致的結果。常常發生在用腦過度的工作者身上：大學生、祕書、經理和電腦工作者等等諸如此類的白領階級，他們缺乏一種可以平衡腦力工作的身體活動，導致精神與肉體上的不對稱，進而引發大腦自動關機，強迫著當事人重建這兩個面向之間的和諧與平衡。因此，角樹狀態應該可以視為對當事人的警訊。

　　角樹與榆樹、橄欖與落葉松有某種程度的相似，因此要能清楚分辨這些狀態的不同之處。

　　落葉松類型的人也感到不勝負荷，但不是因為虛弱無力或過度工作，而是出自缺乏自信心，使得當事人老是懷疑自己的能力。至於角樹的案主，他們感覺到當下過度負荷，他們說，現在沒有辦法了，等他們睡飽、體力充足才有能力執行；但落葉松的人依舊持續懷疑自己的能力。

橄欖代表一種身體與心靈都處於耗竭的狀態，當事人此時確實沒有能力去承擔所屬的任務，不似前述的角樹狀態，只是心理的疲憊，還是可以重新振作起來，有能力完成任務。

相反地，榆樹狀態則是一種緊急出現的情況，在此刻當事者自我期許過高、或別人對他要求過多，例如：考試。這些任務對他們來說，像是一道無法跨越的高牆，他們不像角樹或橄欖狀態般缺乏精力，只是缺乏一種堅持到底的能力。

如果沒有注意到角樹狀態，它就會發展成為失調狀態，也就是白栗花的狀態。

c）白栗花

白栗花類型的人很難將大腦關機。思緒或一段旋律在他們腦中盤旋不去，而他們對此束手無策。這些不斷盤旋的念頭一次次地重覆著，好

像一張不斷跳針的唱片，讓他們的心永無寧日。最恰當的描述字眼是：思想處於無政府狀態。

白栗花的人會如此描述自己：

❋ 我的頭腦很難關機。

❋ 我的思緒不斷來回擺盪，揮之不去。

❋ 我很難集中注意力，因為腦中有千頭萬緒的想法攢動。

❋ 收音機傳來的旋律一整天在我腦中迴盪不去。

❋ 我常試圖推開這些想法，但始終沒有成功，它們陰魂不散地緊隨著我。

❋ 我希望自己可以停止這些持續出現的想法，讓內心恢復平靜。

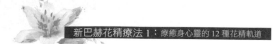

✳ 我很難入睡，因爲無法關掉我的思緒。

　　白栗花與鐵線蓮、忍冬有某些相似之處，然而根據思想朝向的方向有所不同，其中有朝向現在、未來或是過去的差別，我們很容易分辨這些花朵。

　　鐵線蓮類型的人也同樣沉浸在思想世界中，當事人樂意沉溺在令人感到愉快的想法或白日夢當中；但是在白栗花狀態，那些想法完全無用、甚至令人生厭；受此折磨的人，很樂於擺脫這些強迫性的想法。忍冬類型的人也活在思想的世界當中，但他們緬懷過去、逃避現實，耽溺於過去的美好記憶當中。

　　白栗花是先前馬鞭草與角樹狀態所引起的後果。當事人在馬鞭草狀態下，因爲過大的熱忱導致心智過度耗竭。因此，在角樹狀態下備受心智疲憊與虛弱所折磨。

　　極端外向的陽狀態（馬鞭草），必然會進入補償作用的陰狀態（角樹）來加以平衡，當事人的行爲變得消極。在極端的狀態下，他會耗上一整天躺在床上。

　　活在信念中的馬鞭草人，因爲過度強調智力活動而忽略身體，等他進入到角樹狀態時，身體活動量被降到最低限度；同樣狀況也發生在精神上的活動，因爲腦力也耗盡了。但是我們的身體一秒鐘都無法停止活動，心臟二十四個鐘頭時刻跳動著。此時，身體的活動能量轉換成思想的活動。根據同樣的機制，這個花長時間睡覺的人，到了晚上就因思緒過多而難以入睡。

　　有時候，角樹階段很短，經常還會因爲我們使用刺激性物質，如咖啡、紅茶、可樂或尼古丁，快速跨越了這個階段。如果來到失調階段時（白栗花），仍持續服用刺激性食物，又強化了白栗花的狀態。衆所皆

知，咖啡刺激人不斷地思考而導致了失眠。

　　若要脫離失調狀態，我們不可一直忽略身體；慢跑、騎腳踏車等等，加上泡湯、乾刷與按摩，都對身體十分有益。特別是後者，如果在入睡之前這麼做，它會除去那些折騰人的思想，並幫助人睡得又香又沉又甜。

失調花精	白栗花
補償花精	角樹
溝通花精	馬鞭草

 ## 7 龍芽草─馬鞭草─甜栗花

a) 龍芽草

　　龍芽草類型的人狀似愉悅、無憂無慮，他們總有好心情，而且笑話不斷。他們是令人感到愉快的夥伴，人緣好，經常營造良好的氣氛。他們的歡笑感染著四周的人，有他們在的場合，很少有人會感到無聊。

　　不過，他們愉悅的表象背後，隱藏著深沉的痛苦。煩惱、恐懼與憂慮深深地折磨著他們，他們因此尋求別人的陪伴，好在朋友相伴時忘記自己的問題。因為不想造成別人的負擔，所以試著壓抑自己的問題，叫它們噤聲、保持安靜。他們總是逃避著自己，因此需要從事一些興奮、刺激的活動，來應付自己的煩惱。

　　由於他們極端敏感，且需要和諧甚於一切，因此在待人處事上也盡可能地避免衝突與爭論。不和諧與不和睦令他們十分難受，因此會很快妥協與屈服。

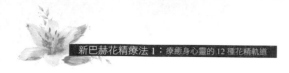
龍芽草類型的人會如此描述自己：

❋ 我把問題留給自己，不想要造成別人的負擔。

❋ 我獨自處理困難，不讓外人看到這些困難，轉而靠聽音樂與閱讀來轉移注意力。

❋ 我害怕向別人坦露心聲。

❋ 我隱瞞很多事情，我沒告訴過別人我生病的事。

❋ 說到問題，我會輕輕一筆帶過，我經常把最主要的問題埋藏心底。坦誠說出內心話，讓我感覺糟透了。

❋ 在工作場合，我戴著假面具，有時候它幾乎似一面厚牆。

❋ 我的生存原則是：「保持微笑！」我是這樣被教養大的。

❋ 我隱藏自己的恐懼，騙過其他的人。

❋ 就算做心理療癒，我一開始也有所隱藏。

❋ 我對外總是佯裝快樂，參加許多派對，其實我內心慘淡。

❋ 任何悲慘的情況我都能拿來自嘲或搞笑。

❋ 我不讓任何人接近我。

❋ 我害怕與別人培養深厚的情誼，寧可只維持表面的關係。

❋ 在外人面前，我不會承認我的情感。

❋ 因爲我曾隱瞞了很多事情，因此現在還得掩飾下去。

❋ 我試著藉由幫助別人，逃避自己的感受與需求。

　　龍芽草的狀態很容易被忽視，因爲當事人連在他們所求助的對象面前，也無法真正的坦誠。他們在談話中迴避問題、粉飾太平，或企圖略過很明顯的恐懼或擔憂。直指問題核心的直述句，被他們在下一個句子轉成了疑問句，或用「可能」、「或許吧！」、「這不是很平常嗎？」

等方式表達，把問題輕描淡寫地一筆帶過；當他們好不容易談到自己的困難時，卻只談那些表面的問題；他們試圖淡化自己的病情，把重大、嚴肅的檢驗結果當成笑話在說。

做身體檢測時，引人注意的現象是：根據不適症或實驗指數顯示，在某些原本對於按壓應該起反應的穴位上，這些人卻毫無反應。他們的生存原則——壓抑，已經從心靈的層面轉移到了身體層面，我們因此難以透過預警性穴位來發現他們失調的地方。

這些人在晚上經常很難入睡，因為白天壓抑下去的一切，此刻浮上意識層面。在床上躺得越久越難以平靜下來，因此他們乾脆起床，坐在電視前直到深夜，或是上網、閱讀，盡可能用其他方式轉移注意力。他們很難經得起酒精、藥物與毒品的誘惑，這些東西幫助他們忘卻煩惱。

龍膽類型的人也同樣受到煩惱的折磨，他們緊緊抓住負面想法，不斷地苦思自己的問題。然而，龍芽草類型的人壓抑了所有負面的情緒，企圖將問題擱置一旁。只是這些問題無法完全地被逐出意識之外，反而似一支迴力鏢，總是射回原點。他們越企圖將此煩惱壓抑下來，內在的反作用力就越大，讓當事人越是逃向外在的世界；他們總是需要填滿各種「活動」，好讓自己不用去思考。

龍芽草類型的人經常被人際困難所折磨，但是他們通常沒意識到這點。他們總與人保持特定的距離，不讓人太靠近，所有的關係都只維持在表面上。他們無法與人建立心靈上深入的交流，因為害怕太親密的關係會讓他暴露自己。

另一方面，龍芽草類型的人需要熟稔的人際關係，讓他們分散對煩惱與困境的注意力，甚至是依賴這種關係；因此他們尋求與他人接觸，同時又擔心受怕地跟人保持距離。真正的情感是他們所害怕的，因為它會嚴重危害到——盡可能停留在表面的——「朋友」關係。

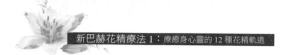

經常對外隱藏自己情感的人，都會碰到一種危險：漸漸地，他們不再清楚自己的感覺。外在的面具變成了第二個自我；隨著時間的流轉，他們越來越強烈地認同它，直到最後，完全意識不到自己眞正的情感與需求。

不斷增強的痛苦壓力，讓人格不得不找到一個途徑，釋放出那越來越劇烈的內在緊張。脫離進退兩難困境最簡單的方法是：將它釋放。但是，這對當事者來說，是生命中難以想像的艱難任務。

如果沒有外來的幫助，根本毫無改變的可能性，這時候，補償階段隨之而到，他們以更強烈的方式逃避到外部世界：他們透過某個理念與理想來鼓舞他人。他們相信如此一來，可以將自己與他人的注意力從自己身上轉移開來。

龍芽草狀態也很容易被忽略，因爲當事人通常沒有意識到自己將問題壓抑下去，因此沒能將它們表達出來。幫助我們尋找這朵花的線索是：這些人很明顯地淡化病情；典型的症狀是：入睡前不安、淺眠、輕微的噪音就會驚醒、不舒服的夢境。這些處於龍芽草狀態的人，抱怨著內心的不安寧，表面上看起來卻很平靜。龍芽草兒童則是：很快地停止流淚、馬上快樂起來，以驚人的速度將不愉快的事情隱藏起來。

b) 馬鞭草

在此，馬鞭草的狀態是以龍芽草的補償狀態出現。馬鞭草的症狀與先前在「馬鞭草—角樹—白栗花軌道」中描述的症狀相同。但是，導致這個狀態出現的背後機制，以及互相對應的補償及失調方式，都有所不同。

如果當事者服用馬鞭草作爲溝通花精，是因爲當事者過度熱情，企圖要用自己的理念說服他人，因過度熱忱而耗盡能量，以至於筋疲力

竭，迫使當事人進入到一種短暫出現的補償階段。而當馬鞭草是以龍芽草的補償狀態出現時，當事人會過度活躍地參與眾多活動，藉以隱藏內心最深處的自我。透過極度外向的生活方式，當事者成功地將自己的注意力從心靈上的痛苦、煩惱與恐懼轉移到外在的世界。

萬一內心悲傷的「內憂」，加上了命運的「外患」——打個比喻——超出了極限，當事人便無法成功地再將這些問題隱藏起來；相反的，積壓多年的新仇舊恨加深了痛苦壓力，在他們身上產生出一種極度絕望的反應，讓他們相信：命運徹底擊垮了自己。

c）甜栗花

需要甜栗花的人，通常已經陷入徹底的絕望。無預期的命運打擊或看似絕境的情境，逼迫著他們來到靈魂無法忍受的臨界點。該做的都做了，他們不知道還能做什麼？他們感受到以往的所作所為，全都徒勞無功，意義盡失。

這種全然的無望感，迫使他們感受到最深沉的絕望與內在的空虛，甚至覺得自己被上帝所遺棄、失去所有的希望，他們再也無法祈禱、甚至欲哭無淚，擔心自己被命運擊垮。

處在甜栗花狀況的人會如此描述自己：

❋ 我徹底絕望了。
❋ 我已經走到絕路了。
❋ 我再也無法忍受這種情況了。
❋ 我笑不出來，也哭不出來，內心極度地空虛，我不知道下一步該怎麼辦。
❋ 我嘗試了所有的方法，現在已經感到絕望透頂。

✳ 我無法再忍受下去了，我要完蛋了。

✳ 上帝完全遺棄了我。

　　巴赫醫師針對甜栗花寫道：「在這些時刻，肉體與心靈感覺被逼到能夠忍耐的最極限，精神幾近崩潰，破壞與毀滅似乎成了唯一僅存的出路。」[9]

　　處於甜栗花狀態下的人跟龍芽草狀態的人一般，把痛苦留給自己，不像石楠類型的人對每個人哭訴著他們的痛苦。即使受創程度已經到了忍無可忍的極限，甜栗花狀態的人依舊控制著情感。相反地，櫻桃李類型的人一旦崩潰，就可能採取輕率的舉動去自殺。甜栗花狀態的人仍然會與那看似不可改變的命運進行一場爭辯、在絕望中搏鬥。在野薔薇狀態下，當事人已經心灰意冷、放棄一切，甚至因為看不到生命的意義而考慮自殺，並長期策劃此事。而在櫻桃李狀態下，自殺行為會完全出人意料地發生。

　　突如其來的命運的打擊，像是：摯愛親人的過世，有時也會忽然引發甜栗花的狀態，而當事者在此之前，似乎沒有過任何甜栗花的問題。然而，事實並非如此。人的本質決定了他們的心靈在遭逢極端變故時的反應：壓抑負面情緒（龍芽草），導致事後陷入絕望（甜栗花）。緊抓著悲觀負面想法（龍膽），開始會先與命運對抗（楊柳），隨著心理壓力的日益增加終於聽天由命（野薔薇）。

　　靈魂在突然遭遇變故時，潛伏的心靈衝突會浮到意識的表層，在沒有預警之下將當事人彈射到失調的狀態。因此，一旦尋求幫助的人順利度過當下危機後，我們便要加入隱藏在問題背後的花精，這一點非常重要。因為，真正的問題並無法透過只使用適合當下情境的花精就能獲得解決。

失調花精	甜栗花
補償花精	馬鞭草
溝通花精	龍芽草

 岩薔薇—龍芽草—櫻桃李

a）岩薔薇

　　當有心靈的危機狀態出現，或是所有會引起當事人害怕、驚恐的外部情況出現時，我們都會用到岩薔薇。下列情境通常會導致當事人進入急性的岩薔薇狀態：

❋ 有造成生命危險的意外事故
❋ 罹患重病，不太有復原的希望，例如：心臟病發作或中風
❋ 急性的驚嚇情境，例如：在漆黑的地下室，突然有老鼠跳到面前
❋ 性命交關的時刻，例如：差點溺斃、高速下差點車禍、窒息發作

　　當事者在這些情境下經驗到：

❋ 恐慌
❋ 驚駭
❋ 毛骨悚然
❋ 死亡的恐懼
❋ 嚇得魂飛魄散
❋ 嚇癱了

❋ 無法清楚思考
❋ 感覺徹底任人擺佈
❋ 以為心臟停止跳動

　　當事者通常會用這句話描述這種情況：「簡直是晴天霹靂！」

　　這類恐慌可能出現下列生理症狀：癱瘓、失去意識、突然失聰或失語、全身冰冷、顫抖、失去控制。[10]

　　岩薔薇狀態通常不只出現在緊急的情況，也有一種以震驚方式來處理不愉快事情的岩薔薇類型的人。他們如細絲一般地敏感，容易受到驚嚇，神經過於脆弱讓他們容易陷入恐慌中。這類型的人所感到的恐懼也不是永久性的，不同於溝酸漿類型與白楊類型的人。當事人看起來也不是膽小的，反而給人一種印象：好似有種根植於潛意識、潛藏於內心的恐懼，一再地受到外在情境刺激而引發。這種恐懼是從何處被翻攪出來呢？

　　重新體驗出生情境療法提供了詮釋的可能性。我們觀察到：因難產引發的恐慌性恐懼感，仍然儲存在當事者的潛意識當中。當事者能夠以相同的強度重新經歷這個難產的過程；似乎在經過數十年後，這段驚心動魄的一幕依舊存在。一旦重歷了當時的感受，並將它們整合到意識當中，那些很明顯地與出生創傷相關的病痛，通常就會消聲匿跡。

　　有位女病人在「再度誕生」的療法（這是一種呼吸療法，透過模仿新生兒的呼吸節奏喚回出生時的記憶）中，重新經歷了她在出生時因為臍帶繞頸引發的恐慌。經過了數次「再度誕生」的療癒之後，長期困擾她的頭痛消失了。有趣的是，她有時候還是會作惡夢，也有某些夜間突發的狀況，讓她回憶起出生時的經驗。她說道：「我夜裡有時會突然感到快要窒息，好像有某種東西勒住我的脖子，讓我恐慌不已。我驚慌極

了，甚至找不到電燈開關，我絕望地在黑暗中四處摸索，有時候甚至不知道自己究竟身在何處。」

那些讓岩薔薇類型的人在大叫中驚醒的惡夢，很可能是來自被壓在潛意識中的記憶，它們擠進這些人的夢裡，進入到意識中。這些創傷性的經驗絕對是發生於遙遠的過去，因為當事者已經無法意識到它們了。

正如上面所描述的療法顯示，起因往往是出生時的經驗。就某種意義而言，每個誕生經歷都具創傷性，我們會在伯利恆之星一章再次論及此點——許多治療師在第一瓶巴赫花精複方當中，都會加入伯利恆之星作為心靈創傷的花藥。如果在出生時出現了對死亡的恐懼，我們就得額外加開岩薔薇。

有件事情值得留意：過去數十年來，幾乎所有在婦產科診所出生的新生兒，他們的臍帶在出生之後就馬上被剪斷。除了所謂的「溫柔的分娩」之外，這個「惡習」至今仍然存在。新生兒在尚未開始自己的呼吸之前，臍帶就被切斷，因而陷入一種緊急地面對死亡的恐懼中。他／她必須馬上呼吸，否則難逃一死。許多新生兒臉上，都有這種怕死的表情。生命的第一次呼吸，伴隨著害怕死亡的恐懼哭聲，事後人們將此哭聲美其名詮釋為健康的象徵。如果他／她不能馬上自己呼吸，有名的「屁股上的一記」便隨之而來。

在慢性案例當中，如同其他的溝通花精，我們經常需要使用到岩薔薇。不過這樣的慢性岩薔薇狀態有別於急性狀態。在急性狀況下，恐慌已經不再是焦點；急性狀況下會體驗到其他感受，例如：束手無策、無法擁有行動自主性的感受。當事人會極力地避免那些會使他回憶起受創經驗的情境，同時感知（通常是潛意識的）如下的不斷流竄的思維和情緒波動：

❊ 外在的情境會以某種具威脅性的形式出現
❊ 感受到自己得孤單地面對這種束手無策的狀況
❊ 想要遁逃的念頭
❊ 害怕無法脫困，夾雜著一種完全無路可走的感受
❊ 設想自己必須度過困境，卻又沒有任何行動能力

在許多情況下，當事人陷入到一種自己並不想要的情境中，因而導致了看似沒必要的恐慌；這通常是一些平淡無奇的日常生活事件，但是令人感覺不舒服。例如：在公司裡站著被接待、跟鄰居喝咖啡閒聊。但實際的情況是，當事人無法結束那些情境，彼此無法很有禮貌的道別，只好撐到最後一刻。這經驗使當事人產生急性的恐慌感、無力又無助。人際關係只能停留在表面的壓力，因而產生了強烈拒絕參與慶祝活動的心態。若他們的配偶對當事人施加壓力，他們便會竭力反抗甚至歇斯底里。

另一個令人感到無助、束手無策的急性情境是飛行恐懼症。在前一版書裡，我們錯誤地將對飛行的恐懼歸類爲溝酸漿花精。這種因對於飛機有可能墜毀的想像所製造出被鎖在密室無法脫困的恐慌，與害怕搭電梯、穿越隧道等，同樣屬於岩薔薇類型。

b）龍芽草

龍芽草在這裡作爲前面發生的岩薔薇狀態的補償狀態出現。因爲當事者壓抑了對過往創傷的恐慌與回憶。

先前我們描述的龍芽草狀態軌道，「龍芽草－馬鞭草－甜栗花」，是當事者嘗試將他的情緒困境隱藏起來，不對外顯露，展現無憂無愁與快樂的假象。龍芽草的圖象在這兩種情況下是相同的，只不過是在不同

的層面上壓抑自己的不愉快。龍芽草狀態在補償階段，主要是面對自己的內心。溝通花精的階段，則是個體與周遭環境之間的互動。基於此，如果當事者正處於補償狀態，他更不會覺察到自己壓抑的情緒，治療師也更難辨識出當事者的狀況。

這種內心的衝突——被極端的恐慌、甚至死亡的恐懼經歷所引發——很多時候要等到當事者處於失調的狀態才較明顯。此時被壓抑的潛意識內容，會強而有力地浮現到意識表層，造成當事者的恐慌及懼怕；運用意識壓抑的機制失去功能，讓當事者失去控制。

在此，龍芽草狀態是個保護屏障，將自己與具有威脅性的潛意識內容隔離。在這種情況下服用龍芽草要謹慎給予劑量，並且密切觀察服用反應。被壓抑的潛意識內容很可能以夢境、重新經歷的恐懼或清晰的記憶種種形式，重新回到當事者的意識。

如果在服用龍芽草之後，內心出現了焦慮不安，甚至不斷加劇時，就應該要暫時停止服用這種花精，並轉而使用失調花精；即使剛開始看起來不像是對症下藥。

c）櫻桃李

需要櫻桃李的人，覺得內心像是有顆隨時會引爆的不定時炸彈，他們害怕自己的感情，擔心一旦失去警戒，就會大難臨頭。

害怕發瘋與發飆的恐懼把他們帶到絕望邊緣，在這種極端的心靈狀態下，他們擔心無法自我控制，做出違背自己意志的可怕暴力行為。在他們的強迫性意念中，他們看到自己以恐怖的方式殺害別人，或是自殺。他們害怕自己會將這些瘋狂的念頭付諸行動，這種恐懼逼得他們幾乎失去理智。他們相信，自己一定會發瘋、精神崩潰或被押送進精神病院。緊張地敲彈手指、雙手抖動不已、肌肉抽動、緊張抽蓄和夜裡磨牙

等行為，都可以讓我們看到這些人內心的強大壓力。

需要櫻桃李的人如此描述自己：

❋ 我害怕自己失控而亂發火。

❋ 我害怕發飆。

❋ 我內心緊繃無法放鬆。

❋ 當負荷過大時，我害怕自己會失控。

❋ 我經常在想：「如果我現在發瘋，會發生什麼事？我又會怎麼做呢？」

❋ 我害怕自己會有暴力行為。

❋ 把孩子扔出窗外的這種妄想常折磨著我，我知道正常的情況下我不
　 會這樣做，但是我非常害怕哪天我抵擋不了內心的衝動，會做出可
　 怕的行為。

❋ 我從來無法真正的放鬆，雖然我沒有真正的失控，可是當我自我控
　 制著保持冷靜時，就會出現偏頭痛。

❋ 在我小時候，我的母親患有嚴重的心臟病，爸爸經常對我說：「安靜！
　 否則媽媽會生病。」

❋ 我害怕自己、害怕自己的感覺，害怕自己內心深處黑暗的想法。

❋ 在冥想時，有時候一切會變的黑暗陰森，而在我看到自己扭曲的面
　 孔時，不得不停下來。

❋ 我經常受到痛苦情感的折磨，我內心有種深深的渴望，想要得到靈
　 魂的救贖，這幾乎將我的心撕裂了。

❋ 我害怕站在高樓上，因為我感覺我彷彿必須往下跳。

❋ 我試著去控制我所有的作為，之後我監控我做出的控制，再來，我
　 又監督我所監控的控制，我極度害怕失控！

　　在一次簡單的放鬆練習當中，有個病人告訴我：「我沒辦法閉上眼睛，因爲我害怕會失控，我擔心自己的心理有問題，做出我事後無法挽回的事。」

　　櫻桃李是由龍芽草狀態所延伸的後果。在龍芽草狀態時，不愉快的事情被壓抑下來。在櫻桃李狀態時，這些被壓抑下去的事引發了恐懼。吸毒嗑藥之後，也會出現類似櫻桃李的急性狀態，覺得無法控制自己，以及上面描述的緊急症狀。有時候，縱然當事人已經停用毒品多年，這種急性櫻桃李的狀態仍然存在。這些人有很明顯的特徵：他們害怕自己會發狂，因此連五分鐘都無法等待，寧可散步一下。

　　我有一個熟人在服用了迷幻藥之後，陷入了這種急性櫻桃李的狀態。他再也無法忍受單調的噪音，這狀況在搭公車時成了問題，因爲他確信公車馬達運轉的噪音會讓他瘋掉，所以有時他會要求公車在半路上停車，讓他下車，他再徒步走幾公里路回去。當時我的手邊沒有花精，但我還是很成功地透過簡單的冥想練習，讓他學會有意識的放鬆，冥想後他馬上不再恐懼。事後他告訴我，在冥想練習之後，他隨即搭了公車回家，甚至很享受那段車程。

　　櫻桃李類型的人必須學會從內心去放鬆與放手。由於他們滿懷恐懼地壓抑了源自於潛意識的衝動，因而在心中產生了反作用力，這反作用力狂暴地把用力壓抑下去的事件與人格的黑暗面推向意識表層。當事人被迫去面質自己的陰影，因而造成了恐慌性的恐懼感。

　　如果當事者學會接受那來自潛意識的印象與影像，不去反抗與抵制，這時他們心中幽靈就會很快地消散。正是因爲他的持續對抗，反而使這種狀態持續不墜。我們所對峙的一切，會尾隨著我們不放。

　　櫻桃李的狀態並不總是如上所述般的緊急，在某些特定的情況下，它已經持續悶燒了好幾年。典型的櫻桃李狀況是：當事者會感受到一股

難以掙脫的精神上的壓力。

失調花精	櫻桃李
補償花精	龍芽草
溝通花精	岩薔薇

9 鳳仙花─橄欖─橡樹

a）鳳仙花

　　鳳仙花類型的人是沒耐心又急躁的。他們做事快、說話快、動作快，甚至吃飯也很快。唯一一件他們快不起來的事就是入睡。因為他們忙碌的生活方式，讓他們飽受神經緊繃的困擾。他們很難放鬆下來，像是體內有個火箭在驅動著他們，來去匆匆並常常催促別人；因為他們無法體諒那些做事比他們慢的人，他們眼睜睜看著別人──根據他們自己的看法──浪費寶貴的時間，簡直是要逼這些鳳仙花類型的人抓狂。如果事情進展不如預期中迅速，他們會變得不耐煩、容易被激怒，甚至很快就生起氣來。因此，他們寧可獨自工作，如此便不必顧及別人。他們強烈地尋求獨立自主，使他們在很多情況下都顯得孤獨寂寞。

　　萬一生病了，他們便很惱怒，並希望盡快恢復健康，他們會指示治療師開出能快速康復的藥方。緊張倉促的工作方式讓他們容易發生事故，但他們閃電般的反應能力，多半也有助於遏止慘況發生。

　　鳳仙花類型的人如此描述自己：

❊ 我是一個很沒有耐心的人。

✽ 對我來說什麼事都不夠快。

✽ 我做事總是速戰速決。

✽ 我常常缺乏耐心而導致錯誤。

✽ 我經常因為沒有耐心而搶話。

✽ 當別人行動遲緩時,我會迅速接手完成別人的工作,我不能坐視不
管。

✽ 我常常催促別人要快一點。

✽ 我經常說:「快來!」「開始工作!」「行動吧!」「快做!別睡
著了!」「做事不要那麼遲鈍!」

✽ 當我請別人遞東西給我,他卻沒立刻回應時,我會馬上開始咆哮。

✽ 如果我必須等待某人,我就會開始想:「在這段時間我可以完成多
少事情」,我便會焦躁不安。

✽ 我痛恨等待。

✽ 當我不得不在某處等人時,我會馬上問:「還需要等多久?」然後
離開片刻再回來。

✽ 如果我不能超車,我就緊跟著前面的車輛行駛。跟在開慢車的人後
面真令我抓狂。

✽ 如果因早到而要等待,那我寧可晚點到。因此,我傾向於晚點離家
而非提早出門,如果有需要的話,我可以把車開快一點。

✽ 我內在那無法控制的急躁感,經常使我感到喘不過氣來。

　　雖然鳳仙花類型的人做事迅速,不斷處於匆忙的狀態,他們也有能
力安靜地坐下來讀一本書或看一部電影。他們的問題是沒有耐心,與櫻
桃李類型不同,櫻桃李類型的人是內心騷動而無法放鬆,以致無法享受
空閒時間。

　　鳳仙花類型的人，總是處於必須做點什麼事或必須工作的內在壓力下，因爲這種不耐煩與脾氣暴躁，代表內在有一股壓力無論如何都要尋找出路來發洩。在這樣的性格下，他們經常受到內外壓力的折磨、肌肉抽筋與疼痛、背部疼痛、神經型胃痛與腸胃毛病、神經型搔癢等等症狀所困擾。上升的內心壓力也經常造成血壓飆高，快速的思維也導致脈搏跳動的頻率升高。

　　是什麼導致當事人內在如此快速的運作，讓他們難以與周遭較慢的節奏互相協調？

　　一方面，是天性使然──眾所皆知，牡羊座的本性是十分浮躁與衝動的──另一方面，也有證據指出這種衝動受到外在環境──如母胎期──影響。

　　托瑪斯沃尼（Thomas Verny）在《新生兒的精神生活》（*Das Seelenleben des Neugeborenen*）書中寫道：「如果嬰兒的出生只是早了幾天，幾乎不會有什麼後遺症，如果是早幾個星期則會有較嚴重的後果，提早幾個月的早產對小孩的身體與心靈都具有巨大的破壞力。我在早產的病人身上觀察到『最無害』的影響是：他們經常活在倉促與受煎熬的感受中。在我看來，這種永遠無法趕得及與無法停下腳步的感覺，就是早產的最直接後果。他們的生命一開始就被驅趕，即使在多年之後，這種感覺仍然存在。」[11]

　　關於出生造成的創傷，我們在岩薔薇一篇已經看過了，這創傷對於造成負面心靈意識扮演重要角色，我會在伯利恆之星的花精病例中再回來談此議題。

b）橄欖

　　需要橄欖的人無論肉體或精神都已油盡燈枯。他們如此筋疲力竭，以至於此刻生命對他們而言都成了掙扎，例如：洗衣、刷牙、上廁所等日常的活動，對他們來說都像無法跨越的障礙。

　　他們臉色蒼白、面無表情，看起來很冷漠、有問才答，聲音也十分微弱，他們毫無動力，唯一的想望是睡覺。

　　在過度工作、長期勞累、擔憂與長期嚴重的疾病之後，會出現橄欖狀態。此時當事者已經與這些苦難進行過長期的抗爭，所有儲備的能量已經耗盡──與角樹相反──他們已經沒有能力完成職責與任務。

　　處在需要橄欖的人會如此描述自己：

❋ 我非常疲憊，只想睡覺。

❋ 我所儲備的能量已經耗盡了。

❋ 我這麼累幾乎走不動了。

❋ 我覺得筋疲力竭，任何事都提不起我的興致了。

❋ 此時生命對我而言是個重擔。

❋ 我沒有能力再繼續下去，我不要繼續下去了，我已經油盡燈枯。

❋ 我上班時只是數著時間，等著下班。

　　橄欖狀態可能會以緩和的或上述急性的狀態出現，取決於當事者體質與透支的程度。

　　橄欖狀態也不全因長期過勞引起。一次性大量能量消耗的事件也足夠導致隨後的精力枯竭，但這種情況下，當事者的體能通常會逐漸恢復，因為身體儲存的能量尚未完全耗盡，此時若使用橄欖花精可以加速能量再生。

橄欖狀態是先前鳳仙花狀態所引起的結果。鳳仙花類型的人因為過度活躍的生活方式，經常在生活中蠻幹到底，把力氣都耗盡了。耗盡的力氣遠遠超過他們身體能供應的能量，強烈的飢餓感是個指標，提醒他們，身體的能量幾乎消耗殆盡了，必須要節制，否則要面對自己造成的後果。能量全然耗盡的橄欖狀態，會造成他們功虧一簣；他們經常試著以巨大的意志力克服橄欖狀態的無力感，以便繼續工作完成任務。這就導致了以橡樹花精為標記的失調狀態。

c）橡樹

橡樹類型的人很有責任感、很可靠，相對地，也可以完成許多事情。他們錯誤理解的責任感讓他們承擔了太多，有時甚至扛下了別人的重擔；他們從不抱怨，甚至在面對最大困難時也不會使他們動搖。

他們一旦生病，就像鳳仙花類型的人一樣，想要盡快好起來。因為如果一事無成，他們會對自己非常不滿意。

橡樹類型的人如此描述自己：

❀ 我感到身負重責大任。

❀ 我覺得自己對很多事情有責任，因此工作得很賣力。

❀ 我一直對自己要求很多。

❀ 我是個不折不扣的工作狂。

❀ 我不能把事情交給別人，因為我覺得自己對它有責任。

❀ 即使早已超出我的能力之外，我仍堅持不懈、透支我的耐力並強迫自己繼續做下去，只有發燒到四十度時才會待在家裡。

❀ 即使我沒有力量了，我還是會繼續工作，即使頭痛或暈眩也阻止不了我。在一、兩個小時之後，這一切都會消失，因此我也不會採取

任何措施。

❋ 大約晚上九點半時，體力會掉到最低潮，只要克服這低潮，我就可以輕易的熬到凌晨一點。

❋ 我根本不會發現我經歷了低潮，只有當我的妻子跟我提起，我才會發現。

❋ 我主要的問題是我內心的緊繃與不安，我常常覺得身體某處在抽搐。

　　橡樹類型的人即使體力上已經不行了，還是會以巨大的意志力強迫自己繼續不斷工作。甚至在看似無望的情況下，其他人早已放棄，他們還是會繼續勇敢地奮戰，堅持到自己完全崩潰為止。

　　馬鞭草類型的人也經常過度工作，傾向於跨過「臨界點」，這兩朵花的不同之處在於動機，如下表：

	橡樹類型	馬鞭草類型
過度操勞	出於過度的責任感	純粹出於對事物的熱衷
承擔別人的工作	當別人做不來時	極力要教會別人如何做好，即使情況顯示連他們自己都做不好

　　橡樹狀態無法那麼容易地被認出來，因為當事者通常不能意識到他們的不當行為是如何傷害了自己，也傷害了自己的身體。相反的，他們甚至覺得問心無愧，因為他們相信自己是在履行職責。如果身體透過疾病拒絕過勞，他們會把疾病看作是必須儘快克服的障礙。

　　如果病人卯盡全力對抗他的病痛，而非靜觀情勢變化，回應身體想要充分休息的渴求，我們便可把它看成是需要橡樹的明顯線索。橡樹的

狀態不僅在過度勞累的狀況下出現，也可能因為長期的病痛、持續的工作困境與家庭問題而發生。例如：為了小孩，用最大的意志力維持一段不愉快的婚姻。長期照料生病的親人也可能導致橡樹的狀態。

是什麼原因導致當事者憑著意志力持續工作、無法停止，以至於身體與精神都陷入極度壓力與緊繃的狀態？

正如我們從橄欖狀態的例子所看到的：鳳仙花類型的人急躁與過動的天性，很容易造成能量的耗竭、疲憊不堪。這類型的人因為內心焦躁以及愛動的天性，縱使自己疲憊不堪，仍然持續工作，無法停下休息。他們嘗試儘快恢復精力，強迫自己從暫時的疲累低潮中恢復過來，因為他們把休息當作純然是浪費時間。

如同馬鞭草類型的人，他們也會有暫時衰竭的階段，馬鞭草類型的人透過咖啡、紅茶等刺激物，來排除這種越來越嚴重的心智上的疲乏，而橡樹類型的人則需要強大的意志力來排除精神和身體上的耗竭。

橡樹的這種行為，漸漸發展出一種心態，就是把不適與虛弱的狀態當成是完成職責的障礙，一定要迅速排除。這種責任感被當成是剝削自己健康的無罪論證，即使這些人並不一定意識到這點。如果不停止這種錯誤行為，並任由這種心態繼續發展的話，當事者會堅持到底，直到自己完全崩潰為止。

往往到了最後，他們必須痛苦地承認，真正的動機並非責任感，而是內心的執著。執著於他們完全超出負荷的生活和工作方式，而這行為又與內心無法放鬆、放下息息相關。

失調花精	橡樹
補償花精	橄欖
溝通花精	鳳仙花

10 菊苣—紅栗花—忍冬

a）菊苣

　　菊苣類型的人友善、樂於助人，有很強的家庭觀。他們貼心地照顧家人，在這方面上「任何工作對他們來講都不嫌多」。在他們幫助人的時候，通常把自己的需求擺到很後面，而且很能為別人犧牲。

　　他們強烈地厭惡孤獨，因此想要他所愛的人都能常常守在他們身邊。然而事實上，他們持續不斷地關心別人的快樂與幸福，並不是出於博愛，純然是一種自私的愛，他們並不是無私地去幫助他人的。他們是要別人的感謝，並且嘗試透過熱心助人的行動把別人綁在自己身邊，讓這些人生活在他們的影響力之下。菊苣類型的人時常責怪別人欠自己恩情，施予他們道德上的壓力。

　　菊苣類型的人如此描述自己：

❋ 我總是為別人的幸福著想。

❋ 我關心我周遭的人並嘗試幫助他們。

❋ 我經常給別人善意的建議，如果這些人不聽，必要時，我會鼓動其全家人去影響他們的決定。

❋ 我經常譴責人。

❋ 大家常說：「你怎麼那麼愛發牢騷？」

❋ 如果我的小孩不按照我要的去做，我會用些手段讓他聽我的。因為我從一開始就知道，如果我請孩子陪我一起去購物，他一定不願意。所以，我告訴他要好好待在家裡，如此，他便二話不說的跟我去了。

❋ 如果我幫別人一個大忙，我當然會期待他的回報。

❋ 我的感情很容易受傷。

❀ 如果別人不做我要他們做的事，我很容易覺得受傷。

❀ 我害怕會成為孤獨老人。

❀ 我一輩子都為了我兒子而活，現在，我媳婦要把他從我這裡奪走了。

　　菊苣類型的人常將他們義舉善行強加在別人身上，如果人們拒絕他們的幫助，或不遵行他們的建議，他們很容易感到傷心，陷入自哀自憐並且抱怨：「我純粹出於好意，現在你居然這樣傷害我，我所做的一切不都是為了你嗎？我看你沒有我要怎麼辦！你這個不知感恩的人！」等等。他們總是企圖讓別人依賴他們，或是利用已經存在的依賴關係。例如：在親子關係裡支配孩子。

　　他們樂於提供建議給旁人，也喜歡干涉與他們毫不相關的事物，同時，也常利用別人的同情心和責任感。隨著時間的推移，他們擴展了自己在別人生活中的影響力，直到最後，他們想要別人在生活中的大小事情都請他來出主意。如果其他的人，就算是已成年的孩子們，做出獨立的決定，他們就覺得受到致命的冒犯，這種不受尊重的感覺會令他們久久難以忘懷。他們對權力的需求，不像葡萄藤類型那樣明顯，而是比較迂迴，使用外交手腕婉轉取得。他們提出要求時，通常好像心照不宣的暗示，讓被請求者幾乎毫無招架餘地地聽從他的指令，甚至覺得不照著他們的想法去做的話，是虧欠他們的恩情。他們的策略有時是如此的善巧，甚至讓別人以為，他們非常為人著想、做的一切都是為別人好。

　　在這裡我舉幾個例子，來說明這種強烈的占有慾與自私的人格：一個需要居家護理的老太太，只想被某個特定的親屬照顧，如果這位親人不在場，老婦人就拒絕進食。有一次，當這位親人想要去渡假，老婦人試圖強迫他留在家裡，以無所不用其極地各種手段逼迫他，到了最後，她得待在醫院裡打點滴，以人工的方式補充營養。

　　有一個大學生，經濟上是靠父母親的支持，不過只夠支付房租與日常開銷，不夠買食物，食物都是從家裡帶過來的。他的父母親用這種方式強迫他每個禮拜回家，雖然他不樂意這麼做。他不是透過銀行定期轉帳的方式收到這筆錢，而是父母以分次匯款的方式入帳。他的父母親認為透過匯款的方式，可以避免孩子以為，父母出錢資助他是父母理所當然得承擔的義務。如果他幾個周末沒回家，就得承受經濟上的損失。因為他的父母便會以「一時疏忽」為由忘記匯錢給他。因此，孩子必須打電話回家，而父母親就會提出身為孩子的「義務」，經常還會帶著責備的口吻問道：「金錢難道是與父母親之間的唯一聯繫？」因為父親堅決拒絕在電話上討論有關經濟的問題，因此，每次有額外支出時，就得多回家一趟，親自向他父親乞求。

　　有個小女孩，每隔一段時間就用下面的話勒索她的玩伴：「如果你不跟我一起玩，我就不再是你朋友了！」

　　有個女病人在我的診療室裡，每隔幾分鐘就會身體不舒服與煩躁不安，她認為這與某種輻射有關，也許是來自地面的輻射或電磁波干擾。她宣稱我的診療室受到輻射汙染，但是經過探測器的測量，證實並未受到汙染。但我還是只能轉到候診室，為她進行巴赫花精的評估——當時我還得把寫字板放在我膝頭上書寫，這對我來講非常不方便。在我做同類療法診斷時，也必須將同類療法的整套製劑搬進候診室。這麼巨大的工程沒讓她感到絲毫的歉意。相反的，她給我一種好像如果我想要療癒她，就必須這樣費心地、努力地付出的感覺。

　　菊苣類型的父母在外人眼中是很好的父母，他們非常盡力照顧他們的小孩，隱藏在背後的事實卻是：孩子的靈魂，在這過度被保護的原生家庭中幾乎要窒息了。這種被侷限住、呼吸不到空氣的感覺，會透過身體表達出來：菊苣類型的父母親所教養出的孩子經常患有氣喘。由於這

種麻煩的疾病，他們更要被好好的照料，孩子因此更加依賴父母導致惡性循環。這類的孩子通常很晚婚，即使他們結了婚，也常常是在母親過世後，才進入婚姻生活。

菊苣類型的父母親嚴格教養他們孩子的理由是：他們得爲小孩子的發展全權負責；必須如此行事，才能保護孩子免於傷害。但實際上，這只是一種施展權力的辯解。

巴赫醫師針對這點寫道：「一旦（兒童）發展出自我負責的能力後，父母親得要一步一步地放下監控。此後，不應該再有任何來自父母親的限制或錯誤的責任感阻礙小孩的靈魂誡命……任何出於個人的動機，想要控制或形塑年輕生命的意圖，都是可怕的貪婪行爲，我們絕對不可加以支持……」[12]

菊苣類型的父母親，認爲他們爲孩子所做的一切，都要從孩子身上得到回報。然而這是錯誤的，因爲他們給予孩子的關懷與愛，他們的父母也曾經在他們身上付出過。某個程度上，他們想要有「雙倍的進帳」。這裡我舉個例子說明這個想法：有對父母親抱怨他們已成年的兒子「不知感恩」，違背他們的意願搬到一個對他們來說太遙遠的地方。按照他們的講法是：「母親不只是你來到世界的入口，小孩也有爲雙親盡孝的義務。」

菊苣類型的人遭受各式各樣疾病的折磨，並藉此向周遭的人勒索關懷，他們特別「鍾愛」那些能夠讓別人把注意力轉移到自己身上，或激起同情心的病症。例如：心臟病。藉由這個病可以達到「很成功的效果」，因爲它會引起別人的恐慌。他們對那些能讓他們顯得楚楚可憐、或需要被看護的病症情有獨鍾，最重要的是能夠帶給他們所期待的關愛。

菊苣類型的人特別會在別人違背他們意願、自行行動時立刻發病，

例如：

❊ 配偶想要離婚
❊ 成年的孩子離家
❊ 伴侶想要重新開始工作

　　只要菊苣類型的人看到自己的希望破滅，他們也許會企圖自殺，但是這與野薔薇和櫻桃李類型的自殺是有區別的，如下表：

菊苣	野薔薇	櫻桃李
嘗試自殺，因為無法得到他所想要的	因為一切看來都沒有意義而想死	因為經不住內在的壓力而崩潰
動機：勒索	動機：放棄希望	動機：輕率的舉動
事先威脅別人將要自殺	只對最親近的朋友透露自己自殺的意圖	對他人說自己快瘋了，但沒有人認真的看待這件事
如果外在的境況看起來很恰當，他們會嘗試自殺	自殺經過長期規畫	自殺是完全出乎意料的發生
計畫好及時被發現	計畫一定成功	沒有經過計畫

　　菊苣這朵花很難在成人身上被診斷出來，因為當事人通常沒有意識到這種心理狀態。他們常常用《聖經》的十誡，做為自己對孩子的索求與辯護。《聖經》中的第五誡是：「你應該孝敬你的父親、你的母親。」能夠提供關鍵性線索的，通常是他們的親人，但大前提是，這些親人能

夠清楚地意識到來自父母親的壓迫。

菊苣類型的小孩則很容易辨識出來。當他們被拒絕時會任性地哭泣。他們常常試圖招來同情，那些意志不堅的成人往往很容易上當，任由小孩予取予求。

菊苣圖象最明顯的線索是：極端地害怕孤獨。如果療癒上出現阻礙時，都有菊苣的嫌疑；因為病人可從疾病當中得到好處，所以根本不想要真的復原起來。歇斯底里的症狀也讓我們聯想到菊苣，這些症狀很適合引起注意力。

最能代表菊苣的特性是：「逃避自己，逃向他人」。藉此，他們把對自己的認同，投射到別人的身上。菊苣類型的人讓旁人來依賴自己，因為他們自己也依賴著對方；如果缺少他人，他們的生命就毫無意義。

菊苣類型的人能回歸自己人格的重要前提是：能夠由衷地從周遭關係中鬆解開來。直到最後，才能成就當事者本來具足的自我。如果少了專業療癒（與/或巴赫花精療癒）的協助，這個過程是無法完成的。況且衝突的解決也需要當事者周遭親友的幫忙。高茲·布洛姆寫道：「對於任何一個菊苣類型的病人來說，回應他們難以形容的恐怖行為對他們尤其有害（即使只是為了表達感謝而拍拍他們的肩膀）。他們正是必須從這種病態的情緒依賴，和常常渴望得到關注的需求中鬆脫出來。如果這種關係已經存在，要是沒有危機——常常造就了療癒——出現的話，鬆解的過程也不會發生。」[13]

b）紅栗花

紅栗花類型的人生活在不斷地為他人擔心受怕的狀況當中。似乎他們所有的心思意念，都被親朋好友的福祉與健康所占滿。他們經常事先預見困難，想像著最糟糕的事情即將發生，只要他們的親人微恙或身體

稍感不適，他們就開始擔心會發生嚴重的疾病。

如果家庭成員沒在約定好的時間內準時回家，他們會立刻陷入煩惱，擔心他們遭遇不測。紅栗花類型的父母親，在他們小孩跟同學出遊數天時得忍受著巨大的恐懼。他們要求孩子每晚一定要打電話回家，確認無恙。因為擔心，他們總是想要知道親人的狀況。

紅栗花類型的人如此描述自己：

❉ 我經常害怕我的孩子會出事，害怕他們受苦。
❉ 我害怕家裡有人會遇到糟糕的事情。
❉ 如果小孩開車出去，他們必須打電話給我，讓我知道他們安全抵達。
❉ 當我把女兒送到學校後，我很害怕接到有關她發生惡耗的消息。
❉ 丈夫出外時，我常常因為擔心他，而不斷去車棚看他回來了沒。

紅栗花是菊苣的補償花朵。紅栗花狀態為當事人為先前處於菊苣狀態所提出的權力要求做合理化的辯解。在此階段，針對管束別人、壓制別人和偶爾出現的自我懷疑的指責，都被擱置在一旁。

早在菊苣階段，他們已經在人前找出一個解釋自己行徑的堂皇理由。他們宣稱所做的一切都是為了別人的好處，因為他們擔心這些人。在紅栗花狀態中，這種——自己沒意識到的——托詞導致他們真的開始擔憂。

逃避自我在他們身上出現了一種新的形式，描述此一特徵的最佳字眼是「自我異化」。先前他們透過外交手腕間接地控制別人，現在演變成他們自己間接地被別人控制；也就是他們的想法，只能一而再、再而三地繞著他人的福祉打轉。

由於他們將自身的恐懼與擔憂投射在他人身上，他們越來越失去對

自我的意識；成功的逃避了自我。但他們付出了何等的代價？

　　他們周遭的人並沒有意識到這種深層的內心衝突造成了如此大幅度的影響；通常他們認為紅栗花類型的人，具有高貴的人格特質，像是聖經中照顧鄰人的撒馬利亞的老好人，無私地行善助人。很遺憾的，大眾誤解了宗教教育與基督宗教的博愛精神，誤以為：除非為他人擔憂，否則就不是真正地愛人。

　　因為錯誤的動機，紅栗花類型的道德主張在此成了一個託詞。幫助別人的更佳作法是：把他們託付給上帝，而不是為他們的命運擔憂。對上帝缺乏信賴並不是真正的大愛，所以才發生這種反常的關心形式。

　　紅栗花類型的人身上的恐懼與擔憂，並不會真正幫助到旁人。相反地，他們造成他人的負擔、並限制了他人的自由。恐懼的思想頻率會傳送到他們所關心的人身上，敏感的人確實可以感受到這點。以下這段有關巴赫醫師的描述十分有名：「旁人的任何念頭，只要是出自憂鬱、擔心或恐懼，就會在巴赫醫師身上產生劇烈的身體疼痛。」[14]

　　過度擔憂所造成的傷害，也可能因此影響身體。例如：紅栗花類型的父母親，通常會在孩子生小病時就因為害怕會發展成重病，而馬上給予強效藥物。由於父母親想藉此避免事態變得更嚴重，不停地壓制小病，不斷使用強效藥，長期下來對小孩的身體、器官反而造成傷害。

　　如同我們看到的，紅栗花與菊苣有很多相同點，在某些個別情況下，我們很難界定兩者，因為兩者狀態間有流動性的過渡期。

c）忍冬

　　忍冬類型的人喜好活在過去，更勝於活在此刻。因為後者目前沒有辦法滿足他們，所以他們逃離到過去美好的記憶當中。他們把現在所有的事物與過去關聯起來並做過比較後，覺得過去的一切比現在美好多

了。

由於他們對當前狀況的不滿，所以歌頌著過往的日子，導致了一種信念：「除了過去的幸福之外，他們別無期待了。」因此，發展出一種對過往的強烈渴望。在與別人的談話當中，他們總會提到「過去那段美好的日子」，他們總是以這樣的口吻開始說話：「過去的那段時間，當……！」他們在白日夢裡遙想著過去美好的經驗，工作的時候無法專注，因為他們的思想早開小差去了。

忍冬類型的人如此描述自己：

※ 我生命當中最好的時光已成過去，我經常回想它，我能確實回想到當時的感覺，甚至味道。
※ 我經常活在過去的記憶當中，特別是童年的回憶。
※ 我經常想起我的童年，希望能重新回到過去。
※ 我經常沉溺在往日情懷當中。
※ 我常想家。
※ 我經常回想著「昔日的美好光陰」。
※ 我常常心情憂鬱地懷念著那段孩子還在家裡的時光。
※ 我經常渴望回到生病之前的那段日子。

忍冬狀態經常發生下列情況：

※ 在搬家之後
※ 在失去所愛的人之後
※ 當孩子們長大，離開家裡之後
※ 後悔離開伴侶

☀ 退休之後

☀ 臨終之前

　　我有一個病人，她在獨子長大、搬出家裡之後，將二十五年前過世女兒的玩具小鴨放在廚房視線隨時可及的位置上，好讓自己每每看到就能回想起過去的美好日子。她的動機是對女兒存在的強烈渴望：如果女兒還活著的話，她就不會像現在一樣孤單了。

　　我有另外一位女病人告訴過我，她長時間都陷在一種渴望當中，但是她也不知道具體在渴望些什麼，反正就是一種哀傷的感覺以及強烈渴望某種她所不知道的事物。在做完一次轉世療癒之後，她告訴我她在療癒當中回憶起她某一生的經歷，讓她了解了自己渴望的原因與在渴望什麼。這種不確定的哀傷感，總是出現在與「過去那一世」相似的場合。透過使用忍冬花精，她的那種渴望在很短的時間內消失了，伴隨著忍冬狀況出現的生理疼痛也一併消失了。使用忍冬花精的原則是：當事者懷念過去曾經經歷過的事件。若非如此，鐵線蓮會是更適合的花精。

　　忍冬類型的病人經常受心臟疾病的折磨，疾病嘗試著象徵性的提醒當事人把「心」──也就是他們的感情，從過去帶回到此時此刻。

　　忍冬狀態屬於失調的狀態，即使此狀態乍看之下並不怎麼戲劇化。忍冬狀態的當事者生活在過去，在思想上、也在感覺上，但身體卻生活在現在。這種身心「分裂」的狀況，讓他只能運用一小部分的智力潛能。換句話說，忍冬狀態的當事者從逃避自己的狀態進入到最後一個階段──逃避此時此刻。從自我異化的紅栗花狀態，進入到俗話中「與現實脫節」的狀態。

　　忍冬狀態的當事者在此時此刻找不到出路，他們的意識只好經常駐足於過去，眼光總是回頭看，無法展望未來。他們的情感凍結了，像影

子一般地活著；雖然人在這裡，卻沒有真正的參與生活。

失調花精	忍冬
補償花精	紅栗花
溝通花精	菊苣

11 溝酸漿—石楠—歐白芥

a）溝酸漿

溝酸漿類型的人充滿焦慮、極度敏感，而且特別容易受到驚嚇，像是一朵活生生的含羞草。令他們敏感的項目繁多、不勝枚舉，以至於他們周遭的人經常難以顧及他們的需求。特別讓他們敏感的事情有：

- 大聲的噪音
- 大聲說話
- 刺眼的光線
- 霓虹燈
- 寒冷
- 他人的攻擊

溝酸漿類型的人最突出的性格特徵是：恐懼。與白楊的恐懼相較，溝酸漿類型通常是緣於發生在日常生活中的具體事由，例如：

- 疾病

✽ 暴風雨

✽ 水

✽ 疼痛

✽ 打針

✽ 牙醫

✽ 意外事故

✽ 開車

✽ 宵小侵入

✽ 動物，例如：狗

溝酸漿類型的人如此描述自己：

✽ 過去開車對我來說沒什麼問題，但現在我好害怕我會出事。

✽ 這個世界什麼壞事都可以發生，這讓我無法安心的做我想要做的事情，這真是太可怕了！

✽ 在高處我會感到害怕，例如：站在梯子上或是爬上一棵樹。

✽ 我無法從二樓的窗戶往外看，我會立刻感到驚慌失措。站在陽台上，我的心緒總是很紛亂。

✽ 我害怕鄰居家的狗，怕牠會咬人。

敏感的體質使得溝酸漿類型的人生活得很辛苦，雖然不是有意的，但他們還是常常專橫地強迫別人配合他們過度敏感的那一面。

這類型人的日常生活，可以透過下面這個稍嫌誇張的例子來說明：假設有個溝酸漿類型的人接受了主人的邀請到主人家過夜。由於屋子很小，所以他被迫和主人睡在同張床上。由於溝酸漿類型的人，每天都有

固定的生活習慣，所以接下來，可能出現下列情境：主人必須遷就他那位敏感的客人的就寢時間，因爲客人如果不在他所習慣的時間上床，就會無法入睡。百葉窗必須留點縫，因爲客人怕黑。鬧鐘必須遠離臥房，因爲它發出的滴答聲會阻礙他進入夢鄉。客廳裡的大立鐘也必須停下來，因爲它報時的敲擊聲，可能會將他從睡夢中嚇醒。

半夜，主人被叫醒很多次，因爲客人請求他停止打鼾。三更半夜，他又被客人再次叫醒；此時，在他眼前站著一位憤怒的客人，殷切懇求他讓他一個人睡覺，因爲他到目前都無法闔眼，主人很禮貌的離開睡房，睡在客廳有點不舒服的沙發上。

第二天清早，已經煮好的咖啡不得不倒掉，因爲主人忘了咖啡會使他敏感的訪客變得精神緊張，還好冰箱還有一點牛奶。平常伴隨著早餐播放的音樂同樣也要關掉，因爲音樂使他過度興奮。去參觀博物館的行程也得提前結束，因爲那裡太擁擠，他的客人在人群中會感到害怕。參訪電視台也變得相當辛苦，因爲他們避開電梯，只得爬樓梯。找個合適的餐館吃飯也不容易，不是這家太吵，就是那家有菸害。原本計畫要在迪斯可舞廳跳舞也泡湯了，因爲音樂太大聲、舞廳旋轉的燈光太刺眼，客人無法忍受。最後，他們一致同意去看電影，電影不是特別好看，所以電影院幾乎是空的，這倒成了一件好事。

也許這個例子很誇張，但的確有溝酸漿類型的人，眞的是這樣在生活。他們在這個不敏感的環境下實在很難生存。從外人的眼光看來，他們的生活像是諷刺漫畫一般，但這卻是他們的眞實狀態。

他們越不留心自己就會變得越敏感；像是享受喝一杯濃咖啡的「自由」，最慢到當天晚上，他們就會收到「自由」的迴力鏢。對他們來說，完全不可能只靠自己的力量，就可以打破這種惡性循環。在這樣的狀況下，治療師要盡可能用引導的方式，來幫助溝酸漿類型的人，讓他們能

夠再一次有尊嚴地生活。因為，他們時時刻刻都有重新落入舊的行為模式的危險，這些行為模式就像電腦程式，深深灌入在心靈裡。如果像是上述的極端案例，也只有透過外界的幫忙，才可能改變。

溝酸漿類型的人通常是封閉的人。他們試圖隱藏他們的害怕、焦慮，而且不讓周遭的人知道。這些害怕、焦慮經常不為人知，唯獨無法隱藏的是自己極度敏感的狀態。直到進入補償狀態的階段時，因為他們受到的痛苦過大，而且必須依附他人，我們才會清楚看見他們令人矚目的行為背後，其實隱藏著一種深層內在的問題。

b）石楠

石楠類型的人總是需要觀眾。他們會告訴剛才在路上遇到的每一個人，目前他們關心的事。他們相信周遭的人有興趣知道發生在他們身上令人興奮的經歷，他們不知道什麼是祕密，甚至還會跟陌生人述說自己的困難。而且最重要的一點是：有人在聽他們說話。

在跟別人聊天時，他們很喜歡插話。他們覺得與每一個停留在他們身邊的過客都和他們有緣，因此開始滔滔不絕地說話，也控制了整場談話，對方完全沒有開口說話的機會。在聊天的同時，他們會侵略性地移動腳步，越來越靠近受害者，讓受害者更加沒有脫身的機會。我們可以略述石楠類型人的行為模式：「他來—他看—然後他說！」[15]

石楠類型的人如此描述自己：

❋ 我需要很多愛與關心，如果我遇到問題，我一定要跟別人討論這個問題。

❋ 感覺很糟糕的心情，經常折磨著我，這種情況下，我需要有人聽我說話。

✳ 當我獨自一人的時候，我很快感到寂寞孤單，這時我需要跟別人講
　電話，至於是誰在電話那一頭，對我來說都不是那麼重要。

✳ 我經常纏著人不放；我很有吸引別人目光的本事。

✳ 我常覺得自己很可憐。

✳ 我生病的時候，不允許我的先生離開我的床邊。

✳ 我的醫生告訴我說，我不該常把注意力放在身體的症狀上，因為我
　的病都是自己想像出來的。

✳ 我的朋友們抱怨說，我一直在講話，沒有辦法傾聽別人說話。

✳ 我無法參加任何不允許我說話的聚會。

✳ 我不計代價要成為眾人矚目的焦點。

✳ 在社團還沒有以我為中心之前，我無法歇息。

✳ 我不斷的換衣服，有時候甚至一天換上三、四次，直到我感覺引起
　旁人的側目，被人重視為止。

✳ 如果我認識一個富有的男人，可以供應我所需要的一切，甚至讓我
　出名，我一定會馬上嫁給他。

　　石楠類型的人完全以自我為中心，事事都只想到自己。因此，他
們很難傾聽別人說話，甚至對別人的問題一點都不感興趣。在他們身
上，每一件事情都繞著自己的個性與人格打轉。他們說話的句子多半以
「我」作為開頭。

　　由於他們完全無法獨處，徹頭徹尾依賴著別人。巴赫醫師形容他們
是「糾纏不休」的人。他們極度需要別人的同情，因此，強迫別人給予
他們所需的關注。他們沒有意識到，他們這種行為讓別人感覺到十分疲
憊，甚至只是出於禮貌才聽他們說話。

　　石楠類型的病人經常在候診室時就開始談論自己的完整病史。當

他們終於見到治療師時，他們傾倒了所有的怨言；當他們懷疑自己有病時，會鉅細靡遺的觀察自己，好向別人兜售自己所有的症狀。他們喜歡渲染小事、小題大作、言過其實，他們覺得自己很可憐，也期望對方同樣地可憐他們。

石楠類型的小孩很容易認得出來：大人談話的時候，他們會插嘴，讓大人經常無法繼續說下去。他們會嘗試所有的方法得到大人的注意，成為焦點。如果，他們無法以正常行為達到目的，他們就會做出愚蠢的行為，或扮演滑稽的角色，他們甚至經常因為故意做出不當的行為而被懲罰。但是對他們來說，被處罰總比沒有得到任何關注要好。

我再舉兩個例子：有一個八歲的男孩，在我的診間吹口哨，試圖干擾他母親與我的面談。母親警告他，要他停止之後，不久又傳來各式各樣不同的噪音，例如：大聲啵啵啵的親嘴聲，或用舌頭發出嘖嘖的響聲。他的母親告訴我，他努力成為學校裡最差勁的學生，好讓別人注意他。他的理想是：成為人群裡最懶的、最淘氣、最粗魯的一位，這樣他就可以成為眾人目光的焦點。

有一位年輕的女士在派對當中突然驚慌的尖叫：「我的天啊！我的小孩肯定喝醉了！」所有的目光都集中在那位三歲小孩的身上，他搖搖晃晃穿過房間，看起來像是盡力嘗試筆直的向前走，不讓自己摔倒。他跌跌撞撞的模樣，讓在場圍觀的人如同參加閱兵典禮一般，無不屏息以待；有些人感到很震驚，有些人覺得很可笑，有些人責備自己，因為他們把自己的酒杯不小心放在某處。過了一會兒，這個小男孩突然又變得完全正常了！「作秀」時間結束了，他達到他所想要的，他可是滴酒未沾啊！

石楠是先前溝酸漿狀態延伸的結果。在溝酸漿狀態的當事者不談論自己的害怕與問題。現在，由於害怕與其所引起的壓力大過於他們敏感

體質所能忍受的範圍，他們因此掉入了另外一個極端，也就是石楠的補償狀態，於是他們開始與所有的人討論起自己的恐懼和問題。

在溝酸漿狀態時，當事者應該學習的功課是：發展出勇敢與信賴的美德，以打下同理心與樂於助人的人格基礎；以上兩者是石楠花朵的正向特質。由於缺少這個過程，當事者的心理便完全依賴著他人的幫助。處於石楠狀況下的人有種錯誤的理解：以為可以在別人身上找到信賴感。殊不知這項美德只有在他們內心深處才找得到，並以此來克服恐懼。

c）歐白芥

歐白芥類型的人受到週期性極度沮喪的折磨。這種沮喪沒有明顯的理由，也非由任何外界引發，它們會同樣的突然消失。正如巴赫醫師所敘述的：「猶如冰冷的烏雲壟罩著他們，掩蓋著亮光與生命的喜樂。」[16] 他們描述這種狀態是內心徹底地空虛。因此，所有的事情突然都失去了意義，好像有人把電燈關掉一般，一切都黯然無望。

這種狀態猶似晴空萬里時突然出現了閃電。出現的症狀包括：憂鬱、悲傷、缺乏動力、無緣故的壞情緒轉成嚴重的沮喪。在醫學上稱這種沒有明顯外在理由的憂鬱為：內源性或內發性的抑鬱。

歐白芥類型的人會如此描述自己：

❀ 我的情緒常常像天氣一般的陰鬱，我也不知道是為什麼。
❀ 我有時會遭受沒有理由的悲傷折磨。
❀ 我經常處在憂鬱的階段，沒有任何外在的緣由，憂鬱就出現了。
❀ 有時候，突然烏雲罩頂，一種突如其來深深的悲傷與憂鬱壟罩著我。
❀ 我有一位好先生，兩個好孩子，一棟房子又有美麗的花園，我不曉

得我的憂鬱是從何而來。

＊ 有時候我感覺到自己好似被關在一個漆黑、悲傷的玻璃寺廟中，無
法從那裡走出來。

歐白芥類型的人通常內向，身體反應緩慢。這是因為憂鬱的情緒癱
瘓了他們的活動力，他們經常從周遭環境中退卻下來，希望單獨面對自
己的困難。他們沮喪的強度不一定如像上述一般高；在一些輕微的案例
當中，可能只出現一種無緣由的憂鬱感，並且無法感到快樂。以上這兩
點應該被看作是歐白芥狀態的線索，尤其當我們找不到任何原因時。

基於這個理由，高茲‧伯羅摩推薦我們在所謂的潛伏性憂鬱症出
現時使用歐白芥。這是一種隱藏性的、病人不自覺的憂鬱狀態，它們被
看作是疾病的病因，導致醫學病理檢驗檢查不出病因的身體失調現象。
他如此寫道：「在潛伏性憂鬱症中，我們推薦使用歐白芥。透過對病人
整體性地密切觀察，我可以從那伴隨而來的身體症狀中看到憂鬱的成
分……原則上，有機體總是企圖將心靈層次無法解決的問題轉移到身體
上，或使它被意識捕捉到。」[17]

在此我要特別提出，大多數對潛伏性憂鬱症的診斷經常是不正確
的，因為以自然醫學的方法做診斷，多數的個案可以找到疾病發生的原
因。

相對於歐白芥的憂鬱，龍膽狀態的憂鬱有所不同；我們在後者身上
可以找到導致沮喪感的病因或外部事件，它們因此被稱為是外源性（從
外部而來）、反應性（透過環境中的刺激）的憂鬱。

歐白芥的狀態是先前石楠狀態的後果。石楠類型的人，在別人身上
尋找他們只能在自己靈魂深處才能找到的信賴，這信賴可以克服溝酸漿
狀態的恐懼。因為外部世界無法為他們提供這種最深的信賴感，因此在

失調的狀態下，生出了一種感覺，讓他們自覺哪裡不對勁，卻又不知道那不對勁到底是什麼。

這些人與更高自我的連結受到了阻礙，無法從內在的源頭找到力量，因此產生了一種不知從何而來的空虛感；也因爲他們無法意識到自己內在過程，讓這種感覺看起來好像是一種無緣無故的空虛感。

失調花精	歐白芥
補償花精	石楠
溝通花精	溝酸漿

12 鐵線蓮—鳳仙花—歐白芥

a）鐵線蓮

鐵線蓮類型的人是做白日夢的專家，他們經常心不在焉地睜著眼睛做夢，而且活在幻想世界的比例比活在現實世界還高。他們對當前的狀況極少感興趣，傾向從「冷酷」的現實逃到夢想的世界當中，在那裡一切看起來都和諧美好。

他們對周遭的一切提不起興趣，也顯得漫不經心；經常給人一種睡眼矇矓的印象，或是人在心不在的印象。這特別可以從常常發生在他們身上的小事故得到印證，例如：跌倒、絆倒、勾到某處、不小心碰撞到別人或讓東西掉落地面，在鐵線蓮類型的孩子身上特別容易觀察到這些行爲。

由於他們的思想經常漫遊四方，所以工作的時候通常不專心，很容易分神。尤其他們非常的健忘，這是因爲他們基本上對外在的事物普遍

缺乏興趣。有些時候，他們的夢想世界與想像世界占據了他們的身心，讓他們無暇應付眞實的生活。

　　一旦生病了，他們很少認眞地讓自己復原。相反地，他們常常給人一種印象，他們利用生病來逃避現實世界。對他們來說，躺在床上、沉浸在夢中，比待在眞實世界舒適、安逸，也更具有吸引力。他們習慣於很長的睡眠時間，因爲他們不認爲自己會錯失什麼。他們欲望著從社會生活當中抽身，孤獨地讓幻想與他們相伴。

　　鐵線蓮類型的人如此描述自己：

✳ 我經常陷入沉思當中，通常思考的不是眞實的事件，而是想像與夢想。

✳ 我經常都沒有注意我周遭發生的事情。

✳ 我恍恍惚惚地做著所有的事情，因爲我經常自顧自地做夢，通常我都得不到我想要擁有的東西。

✳ 對於未來我有非常多的想像。

✳ 我總是夢想能夠把所有的事做得更好更美，有時候我會夢想，能夠讓世界變得更好。

✳ 即使在團體中，我還是在想我自己的事，完全沒有意識到周遭發生什麼事，經常會因爲有人問我問題而嚇了一大跳。

✳ 當熟識的人邀請我們去作客，事後我的丈夫會罵我，因爲我根本沒有聆聽大家的談話，而陷入自己的空想中。

✳ 看電視的時候，我經常沒有跟上節目的內容，因爲我的思想完全在另外一個地方。

✳ 我開車經常因爲不留神而開錯了路。

✳ 在我開始工作之前，我會幻想一陣子。由於工作落後，事後總要快

馬加鞭的把它們完成。

❋ 漸漸的我陷入絕望，因為我的工作毫無進展，主要因為我的思想經
　常跳到別的地方去，並開始做起白日夢。

❋ 我經常忘記約會，因此很多人都送日曆給我當作禮物。

　　忍冬、白栗花以及栗樹芽苞類型的人都有過度活躍的思維活動，三
者的差異在於當事者所關注的思想內容有所不同。下列表格清楚地將這
些花精加以比較：

鐵線蓮	忍冬	白栗花	栗樹芽苞
想像，白日夢，夢想	懷舊，渴望過去美好的時光	纏攪不休的思緒，無法將它們關掉	腦裡想著比目前執行的計畫還早兩步的點子
關於未來的想法	關於過去的想法	強迫性的想法、持續不斷的內在對話	關於下一步要做什麼的想法

　　鐵線蓮的主要症狀之一是缺乏動力，這症狀也會出現在野薔薇、角
樹與橄欖狀態上，但導致這症狀的先決條件是完全不同的。我們可以從
下列表格當中看出其中的不同：

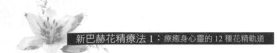

鐵線蓮	野薔薇	角樹	橄欖	歐白芥
常生活在想像的世界，對目前的近況沒有興趣	放棄希望、內心舉白旗投降，任何事情似乎都沒有了意義	心智上過度耗竭，筋疲力盡只想睡覺	徹底的疲憊感，目前無法完成任何較大的體力活動	在憂鬱期間，動力全無
長期狀態	時間長短取決於外在的狀態	通常是急症也可能成為長期狀態	急性的狀態	暫時的狀態

　　循環系統的問題、手腳冰冷、膚色蒼白也顯示出當事者沒有積極參與生活的動力。另外，因為他們沒有賦予生命特別的意義，死亡對他們有某種親和力。巴赫醫師針對此寫道：「有一些案例甚至樂見死亡，期待著更美好的時光——或者他們懷抱著能夠再度與過世的親愛的人會面的希望。」[18]

　　鐵線蓮花精可以消除人們精神恍惚的狀態，因此，在一些失去知覺、昏厥、虛脫的病例中會起相當寶貴的作用。它幫助人恢復身體的意識，因此，在緊急的狀況下甚至可以挽救生命。出於這個原因，它是急救花精當中主要成分之一（請參考第六章〈急救花精〉）。

b) 鳳仙花

　　這裡的鳳仙花狀態，是一種由鐵線蓮狀態發展出來的補償狀態。它的症狀與我們先前已經在鳳仙花—橄欖—橡樹軌道所描述的鳳仙花狀態沒有任何差異。

　　其中的差異只存在於：在這情況下，當事者不是天生就行為急躁。

他是由長期處在心不在焉、逃避到幻想世界的鐵線蓮狀態發展出來的。鐵線蓮類型的人經常在瞥見手錶的那一刻，才會從白日夢當中驚醒。他們會痛苦地覺察到，他們因爲思想散漫而浪費了很多的時間，現在被迫在短時間內，將那些因爲精神恍惚而荒廢的工作進度追回來。

透過目前這種不得不的忙碌，他們很快被拉回現實當中，等到任務完成之後，才能再逃離現實。由於自己造成的這種倉促，讓他們容易產生過激的反應，他們急躁、快速地將工作完成，以便盡早結束這段進入現實世界的短暫旅程。如此一來，這種被動的、內向的陰極狀態，產生了一種過度活躍外向的陽極反應，此狀態爲鳳仙花的標記。

c) 歐白芥

外在環境強迫當事者急急忙忙地完成工作，以彌補因沉浸於白日夢而疏忽的事情。由於必須盡快將工作完成，以便再次進入幻想世界，因此，產生了先前補償狀態下急躁的工作方式。這看起來像一個沉重的負擔，使得當事者難以橫跨冷酷現實與完美夢想世界之間的落差，造成他們的生活變得更加艱難。

當事者在現實的日常生活中，隨著時間的流轉產生了一種不確定的、無法定義的失落感。在越少有時間做夢，或越不能將夢想實現的狀況下，這失落感就越來越強烈。他們只是感覺到失落了什麼，卻又無法意識到自己到底失落的是什麼，就會導致當事者進入失調的階段——一種空虛感，如同我們在「溝酸漿—石楠—歐白芥」軌道中描述的一樣：日日的憂鬱與沮喪。將內心的空虛帶到意識表層，象徵了那條位於心靈深處真正喜樂泉源的通道已經被堵死了。

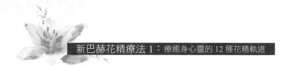

失調花精	歐白芥
補償花精	鳳仙花
溝通花精	鐵線蓮

CHAPTER 4

基礎花精

落葉松

落葉松類型的人自認不如他人能幹。由於缺少自信，他們懷疑自己的能力，讚嘆別人的成功。

害怕失敗幾乎不斷折磨著他們。面對較大的挑戰或考驗時，他們容易失去勇氣、提早放棄。有些人十分確信自己的無能，甚至很多事情都不願意嘗試。因此，他們周遭的人會認為他們懦弱無比。

面對其他人時，他們自覺矮人一截。在與他人交往時會害怕出糗、害羞與壓抑自己。自卑感讓他們面對權威有強烈的敬畏感，並甘心臣服於他們。他們在遭遇批評與責備時會過度敏感，錯愕之餘會有激烈反應，並且可能大發雷霆。

需要落葉松的人會如此描述自己：

✳ 我懷疑能否達到對自己的期許。
✳ 我對自己信心不足，當事情成功時我常感到吃驚。
✳ 很多事我都不敢去做，而且我有很強烈的自卑感。
✳ 我害怕失敗。
✳ 我經常不敢主動跟女人說話。
✳ 我不敢去公家機構，經常委託別人前往。
✳ 我對還沒發生的事情感到焦慮。
✳ 我特別害怕來到我生命中的新事物。
✳ 當我開車到不認識的地方時，我會感到不安，甚至會害怕找不到路。
✳ 考試的前幾週，我就深受恐懼考試的心情折磨。
✳ 有別人在場的時候，我會擔心我講話發音不夠標準。
✳ 我笨手笨腳的，從小就放棄了運動。

❋ 當我沒把事情完成時，會感覺自己像個笨蛋。

❋ 我有時候感覺自己沒什麼價值。

❋ 我有陽痿。

　　落葉松類型的兒童十分害羞、容易臉紅，有時會緊張到說不出話來。如果不是受到驚嚇引起的口吃，通常就是處在落葉松狀態。在小孩有學習障礙時，要特別想起這朵花。

　　落葉松也是療癒陽痿的主要花精；即使陽痿並未損及自尊，自尊在此障礙形成的過程中也沒有扮演重要的角色。陽痿遲早會導致自尊的失落。父權的社會假定男性的性功能等同於權力與力量，因此，床上的失敗者就是徹底的失敗者。

　　落葉松與其他花朵在某些方面有特定的相似之處，但是它也可以容易的區分出來，如下表所示：

落葉松	龍膽	水蕨	榆樹
因為不相信自己做得到而懷疑自己會成功	擔心事情會出差錯		
懷疑自己「有能力」做些什麼		懷疑自己「應該」能做些什麼	
因為懷疑自己的能力而預期失敗	由於不幸的際遇而預期失敗		
害怕考試——考前幾週就開始焦慮，隨著考期接近，焦慮與日俱增			害怕考試——在應考時或應考前，突然感到非常焦慮

外顯行為是氣餒，還沒開始就已放棄			外顯行為是應考時「腦中一片空白」，學過的一切突然忘光
起因： 缺乏自信	起因： 悲觀的態度	起因： 不相信自己的觀點	起因： 一時期望過高

落葉松	冬青	楊柳
許多方面不信任自己，讚嘆他人的成功	羨慕他人的成功，多麼希望自己也是如此	因為自己的失敗感到懊惱，羨慕他人成功

　　落葉松狀態根植於人格的結構中，但是他們也可能受外來的影響而被激發，尤其當小孩在幼年時缺乏來自周遭的肯定，或是當事者被灌輸太多負面的信念：「你還小」、「這個你不會」這類的措詞如果聽多了，小孩會將他們內化到骨子裡。在某些情況下，他們會不假思索地依照這個信念作出反應，很多事就不再去嘗試。「我辦不到」這個信念就像魔咒一般，烙印在他的意識當中。

　　父母親說「你這小笨蛋」這類的話時並沒有惡意，卻經常在孩子心中留下痕跡。小孩把從年長者與「有經驗的人」那裡所聽到的一切，都不假思索的當成真理放到心上，毫無質疑的接受。當事者不知不覺當中相信自己在智力上不如人。

　　有個病人曾經告訴我，他的母親在他小時候告訴過他：「你有兩隻左手！」（意指笨手笨腳）這句話毫無根據，一點道理也沒有。然而，

在他長大之後，他在工藝上展現了極大的天賦。母親拿年幼的他與成人的父親比較，父親理所當然的擁有比較靈巧的雙手。

我們不能把自己的標準擺到孩子身上，我們必須要依照孩子的狀況，調整對他們的標準。我們應該要建立並強化他們的自信。相對於一味的責備，我們應該要養成習慣以正面的方式去鼓勵他們。「剛開始這樣就很不錯了」、「如果你多加練習就會做得更好」這樣的話語，比起毀滅性的批評更能鼓舞小孩。

我稱落葉松為基礎花精，因為許多負面情緒的起因出於缺乏自信。落葉松無法被歸類於任何特定的花精軌道中，卻可以與軌道中的每一種花精結合使用。有適用症狀便可加入此花精，當他們與溝通花精群結合使用時，會得到最大的效果，因為落葉松會強化其他花精的功效。

下列例子可以更清楚的說明：

❋ 單獨給與落葉松可以強化自信。

❋ 落葉松與松樹結合，可以加強自信，同時也可以減輕罪惡感。

❋ 落葉松與矢車菊結合，可以幫助當事者在重新獲得自我意識之後，更容易建立起意志力。矢車菊花精的功效與落葉松結合使用，基本上會比單獨使用更快起作用。

落葉松作為基礎花精，特別適合與強調陰極（陰陽兩極中的陰極）的溝通花精結合使用，例如：龍芽草、矢車菊、水蕨、龍膽與溝酸漿。

CHAPTER 5

外在花精

伯利恆之星

伯利恆之星可以運用在所有難以處理的困境，例如下列情況：

❋ 心理衝擊
❋ 巨大的悲痛
❋ 心靈困境
❋ 遭受失望之後
❋ 不幸 / 意外事件之後
❋ 失去家庭成員
❋ 聽到壞消息之後
❋ 遙遠過去的衝擊造成的後果：如童年的震驚、出生創傷、懷孕

生理上的傷害也屬於伯利恆之星的適用範圍，因為這些驚嚇經驗也會在受傷的身體細胞上呈現出來，例如：

❋ 撞傷、瘀青
❋ 壓傷、挫傷
❋ 鈍傷

伯利恆之星類型的人曾經受到傷害，因此變得脆弱。心靈上的衝擊留下了深深的傷口，每個新的創傷都會掀開舊傷，讓已經產生的痛苦加劇，他們耐受力的門檻因此日益降低，於是，漸漸地連一件小事都足以讓他們煩惱不已。在極端的殘酷之下，甚至會產生歇斯底里的反應。

需要伯利恆之星的人會如此描述自己：

❋ 我感到非常失望。

❋ 我經常一整天無法忘記不愉快的事情。

❋ 我常常回憶起過去不愉快的事件，有時甚至會以夢的形式出現。

❋ 一想到過去的事，我經常會掉淚。

❋ 小時候我目睹過意外事件，至今仍然難以忘懷。

❋ 曾經有醉漢闖入我的汽車裡，我嚇壞了，這事情困擾我很長一段時間。

❋ 我的叔叔過世之後，我覺得內心空虛，沒有什麼可以填補它。

❋ 過去，我的母親打我打得很兇，至今我仍然無法忘記。

❋ 憤怒時，我的第一個反應是癱軟，然後退縮，最後才發脾氣。

❋ 如果有人惹我生氣，那一幕會持續好幾個鐘頭、甚至好幾天，在我腦中迴盪；我一直在想，究竟應該怎麼為自己辯護。

　　心靈上的衝擊會引起整個能量系統的混亂，如果不去處理，這個錯誤的信息會持續停留在能量系統上，導致各種功能系統的紊亂。基於這個理由，伯利恆之星的狀態需要被理解為一種療癒的關卡。驚嚇發生在多久之前並不重要，被遺忘已久的童年驚嚇、出生創傷、甚至在母胎期的心靈創傷，都可能在日後生命的某個階段引起明顯、又能意識到的一系列混亂現象。

　　凡倪博士（Thomas Verny）寫道：「嬰兒的誕生是孩子經驗到的第一個心靈上、肉體上的創傷經驗，而小孩從來不會完全忘記這些經驗。胎兒在母胎時感官上經歷了難以描述的愉悅時光。那時，他的每一寸肌膚都被母親溫暖的羊水所包裹，受到母親肌肉的按摩。這些時光瞬間消失無蹤，取而代之的是巨大的疼痛與害怕。」

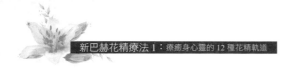

「前一刻他還愉悅的漂浮在溫暖的羊水中，下一刻他被推進產道。在此遭受持續數小時的嚴酷磨難。最可怕的考驗是母親子宮的收縮，那就像使用鐵砧猛力的槌打著胎兒……那是多麼巨大的收縮力量，我們只能夠透過猜想得知。最近進行的 X 光研究顯示，隨著每一次的子宮收縮，胎兒拚命地揮舞著胳膊與大腿，就像在做垂死的掙扎。」[19]

出生記憶的主觀體驗，證實了凡倪博士的觀察，它可以透過再生療癒、重生療癒以及催眠等回溯技術重新啟動。嬰兒出生的感覺經常是具創傷性的，例如：被驅逐的感覺、與母親分離；寒冷吵雜、過度明亮的房間；被陌生人觸摸以及無助被擺佈的感覺。

有關母胎期的創傷，拓瓦‧德雷夫森（Thorwald Dethlefsen）寫道：「對於出生前的經驗，童年早期的經驗簡直像是無關緊要的小插曲。」[20] 胎兒在母親腹中能充分的體驗到母親的一切，它參與母親的感受，同步體驗她的害怕、擔憂、苦惱與痛苦。胎兒特別感受到母親對它的態度，對於在她體內發展出的新生命，她是感到喜悅或是排斥（經常這是無意識的），或者母親曾企圖墮胎卻沒有成功。

在母胎中所體驗到卻未被意識到的記憶，會在往後生命當中造成影響。下面便是個活生生的例子：「我年輕的時候不用看譜就可以演奏出某首曲子，這非比尋常的能力令我感到十分震驚。那時候我第一次指揮某一樂章，突然間大提琴聲部歷歷出現在我眼前，尚未翻頁前我就知道整個音樂接下來的模樣。有一天，我對身為職業大提琴手的母親提到這件事，我想她會很驚奇，出現在我眼前的總是大提琴的聲部。但是當她聽到是哪些樂曲時，謎底就揭曉了。那些我不需要樂譜就記得的篇章，就是母親懷我時經常演奏的音樂。」[21]

就在我兒子出生之後，我也經歷了類似的現象。當我對兒子唱起那首先前我與太太幾乎天天對著腹中胎兒所唱的歌時，他馬上安靜起來。

當我對著兒子唱另一首歌，雖然音調類似，他卻又馬上開始哭泣。

受孕時的傷害，例如：因強暴而受孕會影響當事者（孩子）日後的生活，以及未來的性行為。這類外來造成的影響在當事者身上留下創傷，也可使用岩薔薇加以療癒。以下將伯利恆之星與岩薔薇做比較，可以更清楚的看出兩者的不同：

伯利恆之星	岩薔薇
心靈創傷	恐慌與致命的恐懼
例子： 親眼目睹事故，看到受重傷、血跡斑斑的事故受害者	例子： 事故的當事人，雖從死裡逃生，卻被嚇癱了
極陰狀態	極陽狀態
結果： 能量系統受到阻塞，會產生隨之而來的傷害	結果： 害怕被壓抑下來，造成補償性的龍芽草狀態。所導致的傷害通常會到失調階段才看得出來

在急性受驚與受創的情況時，我們通常使用急救花精。那是一種已經配製好的複方，適用於所有的緊急狀況，其中還包含了上述兩種花。

所有不起作用的療癒都應該考慮使用伯利恆之星，因為很可能病痛的背後有一個更深層的心靈創傷。由於每個人在生命的某段時間一定曾受過心靈上的創傷，因此，許多治療師在配製第一次巴赫花精複方時，原則上都要加入伯利恆之星，以便一開始就消除由創傷所造成的療癒障礙。

❋ 榆樹

　　以下情況會出現急性的榆樹狀況：此時此刻，外在對個人的要求過高，讓當事者感到不堪負荷、無法再勝任工作。

　　通常這些人都是能幹、有效率的人，常常不費吹灰之力就完成任務，目前他們卻感到工作幾乎要把他們壓垮了。這個不勝負荷感的原因可能是來自周遭過高的要求（例如：考試、職位晉升、面對截止日期的時間壓力、突然意識到必須獨自一人扛起重擔等等）。也包括了對自己的要求過高（馬鞭草類型的人），讓自己所設定的成就壓力壓垮了自己。

　　需要榆樹花精的人如此描述自己：

❋ 我此時此刻感覺到我無法達成所設定的要求。

❋ 不論就主觀或客觀而言，我都超出負荷，我就是完成不了！

❋ 此刻我害怕無法完成被託付的任務。

❋ 此刻完全崩潰了，我完全無法完成被託付的工作。有這麼多的事得做，我根本不知道要從何處著手。

❋ 新的任務讓我毫無喘息的空間，我想我受不了了，我老是在想必須做什麼事，這讓我感到十分緊張、甚至夜裡也無法入眠。

❋ 我眼前的工作像是一座無法攀越的高山。

❋ 在學校我的腦筋經常一片空白，突然不能集中注意力。

❋ 考試時我總是害怕、感到不安，然後什麼都記不得了。平常我是個有能力的人，考前也不害怕，一旦被問起，原來知道的事情卻連一件也想不起來。

❋ 在面試時，我突然變得膽小，一句話也說不出來。

❋ 當突然必須接下代課時，我無法很快的適應這改變，感到相當沉重的壓力。我無法二話不說的接下代課，經常不知所措的站在班級學生面前，有一種一切所學全忘光的感覺。

❋ 如果我在比賽前看到對手，並清楚知道自己面臨的挑戰不小，那麼在上場時，我的頭腦就會一片空白，表現得比練習時來得差！有一次比賽前，我戴上了隨身聽在戶外散步，好讓自己轉移注意力，那次比賽我就表現得很好。

需要榆樹的人由於一時過高的要求，在短時間內失去了自信。然而，落葉松類型的人或多或少是持續性的懷疑自己的能力；與橄欖和角樹的症狀相反，榆樹狀態的無力感僅與過高的要求所導致的無法勝任感有關。它們出乎意料、戲劇化的出現，在極端的情況下甚至會導致虛脫。榆樹狀況基本的特徵是透過心理上的突然失能、或一部分透過生理上失去力量展現出來。

❋ 胡桃

胡桃是迎向新生的花精。減輕人們遭逢生命巨大轉變過程的不適，從而進入新的生活狀況，脫離舊有的事物，並且接納新的事物。它也被稱作是「突破花精」。「它是一朵幫助我們成功穿越過渡階段的花，讓我們毫無遺憾的揮別過去、無懼於未來，因而解除那些伴隨著事件而來的思想上、生理上的壓力。」[22] 胡桃對內在轉化的階段、賀爾蒙的調整以及智力發展的過程都十分有幫助。

典型的運用範圍是：

✿ 遷居
✿ 職業變動
✿ 轉學
✿ 離婚
✿ 改變宗教信仰
✿ 退休

需要胡桃的人如此描述自己：

✿ 我要搬家，但我還不是很喜歡新居。
✿ 我想要辭掉工作，開始新的生活。雖然我的內心早已辭職，卻無法
　下定決心。
✿ 我目前處在劇烈變動的階段，內心對新生活還無法真正接受。
✿ 我想要有新的開始，卻執著於過去。
✿ 我面對所有新的事物都感到不安。

落葉松類型的人也會在面對新環境時產生困難。下列表格幫助我們
區分此二朵花的不同：

落葉松	胡桃
害怕出糗、失敗	無法適應新環境
原因：缺乏自信	原因：無法堅定志向

是什麼導致人格穩定、性格堅強的人，一向不易有不確定感，此時
卻變得無法堅定志向？

他們深受眼前即將發生的改變所影響，因此，也勢必要對此做出反應。例如：如果有位丈夫想要換工作，他那身為家庭主婦的妻子也會深受影響，因為她得冒著經濟上的風險，甚至可能失去社會地位，或者失去與過去丈夫同事的妻子們間的往來。

當事者不只必須斟酌自己的決定，同時也要能夠說服周遭的親友。這時會有一個風險，那就是其他人好心的建議會使他們心神不寧。考慮到社會的標準、主流習俗和道德規範，經常讓已經做出的決定難以付諸實行。於此，巴赫醫生寫道：「針對那些在生命中有特定理想和堅定目標並且付諸實行的人，在極少的情況下，他們受到試探：即別人的鼓勵、說服或其他意見，左右了這些人的想法、目標和工作，轉移他們的注意力。這時，這花藥賦予他們穩定感，並保護他們免受外來的影響。」[23]

胡桃同矢車菊一樣可以保護我們不受精微能量的影響，也幫助敏感的治療師免於感染到病人的症狀。相反地，矢車菊的作用在於（經常在不知不覺當中）流失過多的能量給周遭的人。當有能量不足的人在場時（例如病人），矢車菊類型的人通常會有被掏空的感覺，出現一種無法解釋的虛弱狀態。

高茲‧伯羅摩描述這種胡桃的狀況是「我們內心需求與外部壓力之間的衝突」[24]。這時胡桃可以幫助一個人忠於自己，根據自己的信念去生活、行動。胡桃提供一件厚盔甲，保護個人不受外來干擾的影響，幫助我們抵擋外界的力量，同時能夠逆流而上。

但也有慢性的胡桃狀態，即有人期望改變，卻因為其他的外部狀態而無法實踐。就算一個人不滿意自己的工作，也不表示能夠輕易地換工作，因為當事人大概也不想要失業，因此，必須待在同一家公司直到退休。學生無法選擇老師，如果他和老師有過節，也必須忍耐直到學期結束。以上兩種狀況都迫於「內心需求與外在逼迫之間所產生的衝突」，

從外在條件看來，這衝突毫無解決的方法，而且無法從外部處理。胡桃能夠幫助此人支持他自己的需求，即使大體上來說無法改善成令他滿足的狀況，但至少能夠協助當事者實踐個人願望以及在小事上的想望。

金雀花

金雀花是針對那些經歷過許多失敗、在看來似乎沒有出路的情況下，失去勇氣的人。那些經歷過長期病痛折磨、看不到復原希望的病人，他們失去了請求協助的信心，這時可以使用金雀花花精。

這些人深深感到絕望，一切對他們來說都顯得空虛與沉悶。他們多方嘗試、挫折不斷，以致於不再想望什麼了。任何進一步的努力對他們來說都顯得毫無意義，因為他們相信沒有人幫助得了他們。他們不再抱怨病痛，因為抱怨看來也無濟於事。

有時候他們會為了不辜負家人的好言相勸，姑且再去嘗試。但他們一開始在內心深處就確信，所做的努力是毫無用處的。金雀花類型的人通常有張蒼白的面孔，眼睛下方帶著兩個深深的黑眼圈。他們如此描述自己：

※ 我內心感到無助、悲傷，我覺得沒有任何人能夠幫得了我。
※ 我感覺失落。
※ 我深感內心陷入泥沼。
※ 我得了不治之症，沒有任何康復的希望。
※ 我是個無可救藥的病人。
※ 除了我以外，沒有人像我一樣受到這麼多病痛的折磨。
※ 我患憂鬱症已二十六年，市面上所有的藥我都試過了，我的神經科

女醫師還在尋找新藥呢！

作爲治療師，金雀花類型的當事者十分難處理。對於這些不抱康復希望、不相信病痛可以緩解，甚至不是出於自願來求診的人，我們還能夠做什麼呢？他們內心的抗拒，就是他們走向健康之道的最大阻礙。大家經常會有種感覺，似乎這個療癒只是一種藉口，爲了證實給家人知道療癒終會失敗，做爲疾病無法醫治的證據。他們在療癒之前，就輸入了療程必會失敗的程式。

如果療癒與預期相反，出現了小小的成功，他們經常會要求停止療癒，理由是「再多努力都是不值得的」。他們變成已經習慣在餘生中忍受疾病所帶來的痛苦。

金雀花可以幫助人排除心中的障礙，好讓療癒得以進行。因爲他們內心緊抓著疾病不放，這可視爲疾病不可治癒的眞正原因。金雀花在這裡起了一個心靈上的「調節器」[25]的作用，在慢性、逐步惡化的疾病當中，出現康復過程的停滯時，或是療癒無效時，應該嘗試使用金雀花花精。

金雀花在某個程度上與龍膽、甜栗花、野薔薇有相似之處，透過對絕望強烈度的對比，來比較那些花朵的症狀，我們可以清楚看出花精之間的不同：

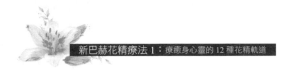

龍膽	金雀花	甜栗花	野薔薇
容易灰心，很快就放棄希望	失去勇氣、不抱希望、絕望	極度絕望、在困境中拼命捍衛自己，看不到任何出路	聽天由命，向命運屈服
即使困難再小都會放棄。懷疑、不信賴外界的幫助	放棄並等待外界有所改變	無力感，不知道還可以做些什麼	放棄任何希望，對生命已無所期待

　　甜栗花的狀況是由之前的龍芽草狀態為基礎所發展出來的。在龍芽草的狀態下，原則上所有的負面因素都被壓抑下來了。他們用盡方法轉移注意力，並且逃避到表面的事物上，藉此避開面對自己內在的衝突與問題。

　　隨之而來補償性的馬鞭草狀態，代表一種人們因逃避內心焦慮而過著過度外向生活的方式。

　　當這些人遭遇了命運的打擊之後，他們會有極度絕望的反應，因為他們先前處在巨大的情緒壓力之下，到如今已忍無可忍了。

　　野薔薇的狀態是先前龍膽狀態與楊柳狀態發展的結果。由於悲觀的態度、負向的預期，讓當事者感覺受到他人不當的對待、或受到命運的撥弄，導致他們害怕的情形一再出現。他們成為自己害怕之事的犧牲者，而必須屈服於無可避免、不可改變、又看似難以脫逃的命運底下。

　　由於到目前為止，他在所有的事情上都只看到、並預期負向的一面，如果真有嚴重的事情發生，聽天由命便成為他唯一的選擇。相反地，金雀花的狀態出現在不斷發生失敗的經驗、成功已不復存在之後。

　　至於龍芽草類型的人，在相應的情境下會發展成一種金雀花狀態或甜栗花狀態，是取決於龍芽草狀態的當事者在臨界點來到之前，所承受的心理壓力與外部情況的強度。如果他已經處於補償階段，則較那些不願意對外承認自己的眞實情感、卻沒有隱藏任何較大問題的龍芽草類型的人來說，傾向於更容易進入甜栗花的狀態。

白楊

　　需要白楊的人受到模糊不清、無法具體形容的恐懼所折磨，他們會說：他們感到害怕，卻不知道害怕什麼。

　　有些人受到不祥預兆的折磨，他們想像可怕的災難或大禍臨頭，當他們的非理性恐懼增加到極點時，所幻想的恐懼就會糾纏著自己，讓生活變得如同在煉獄一般。

　　他們幻想出許多令自己害怕的事情，對於鬼魂的幼稚性恐懼是典型的白楊案例，害怕蛇與蜘蛛也屬於白楊的狀況，因爲這些動物在我們平常的生活環境中，根本不具威脅性，此種恐懼根本完全沒有根據。

　　白楊類型的人會如此描述自己：

✳ 我特別害怕我不能直接掌握的東西。
✳ 我被無緣由的害怕所折磨，以前我甚至害怕鬼與黑暗勢力。
✳ 在黑暗中，我害怕會發生什麼危險。
✳ 夜裡我躺在床上時，經常感到胸悶，然後感到非常恐懼，但我不知道自己在恐懼什麼。我經常感到害怕，特別是害怕夜裡出現週期性的恐慌。
✳ 我害怕自己的恐懼。

❋ 當我獨自一人時，恐懼會毫無理由地出現。

❋ 我經常因為害怕不敢出門。

❋ 我怕黑暗，特別是森林裡的暗處令我感到毛骨悚然。

❋ 走在暗夜的街道上，會令我置身於恐慌當中，我會開始奔跑，越跑越感到心驚膽顫。

❋ 夜裡我經常被惡夢驚醒，感到驚恐不已。

❋ 我怕鬼。

❋ 有時候我有種奇怪的感覺，好像有人站在我背後一般。

❋ 在城裡，我突然感到暈眩，無由地害怕起來。

❋ 我害怕男人的暴力行為。

❋ 我怕被強暴。

❋ 我買了把催淚手槍，因為害怕會遭到突襲。

❋ 有時候，我有種可怕的事情即將要發生的感覺，事後證明，擔心毫無根據、完全是我想像出來的。

❋ 我害怕未來，未來既陰暗又具威脅性。

❋ 我經常突然感到恐懼：即將有大禍臨頭！但我也不知道是什麼禍事。

❋ 在某些地方，我感到極端地不安，有害怕的感覺。也許這跟地表輻射或其他負面磁場有關。

❋ 我無法在房間某個地點停留太久。

　　白楊與岩薔薇有類似之處，後者的恐懼有具體的理由，所以容易區分。由於症狀的相似性，以下的對照表可以更清楚地表明兩者的區別：

白楊	岩薔薇
無緣由的害怕	真實事件引發的恐懼
害怕有可怕的事情發生	因為有特別可怕的事情發生，感到害怕（事故、中風、親人過世、心臟病發等）
詭異的恐懼感不斷加劇，一直到恐懼或恐慌的地步	因為外部原因嚇得要死；陷入恐慌中，嚇到幾乎失去理智
在黑暗中會驚慌失措	在黑暗中被驚嚇，陷入恐慌中
做惡夢，害怕所夢到的東西。夢境中所經歷的恐懼，持續到清醒狀況。害怕又作惡夢，不敢再次入睡	做惡夢，在夢中因為經歷了可怕的事情而驚醒過來。可能在夢境中重新經歷了意外事故或災難。醒過來以後，害怕很快就消失無蹤
害怕身體遭到暴力、突襲、強暴與虐待	遭受過身體暴力、搶劫、強暴或是虐待事件，引發恐懼
生活在恐懼當中。害怕自己想像出來的事物，會毫無根據地升高成恐慌	慢性的恐懼：真實經歷過令人驚恐的事件，一有外部事件就容易驚慌失措

　　白楊的恐懼與溝酸漿的恐懼性質不同。然而，在一些情況下我們不太容易判斷，當事者的恐懼到底與模糊不清的恐懼、或與具體的恐懼有關，下列的對照表幫助我們作區分：

白楊	溝酸漿	龍膽
糢糊不明的恐懼；恐懼不明之物	對不熟悉但卻可以具體命名的東西所懷的恐懼，例如：度假時的陌生環境或不熟悉的食物等	
害怕具有威脅性的未來就要來到；不祥的預感		由於特別的原因害怕未來，例如：經濟困境、失業與債務
害怕死亡與伴隨死亡而來的事物	害怕死亡；害怕死亡所伴隨而來的疼痛	
毫無理由地害怕被搶劫與身體暴力	害怕宵小光顧；害怕什麼東西被偷走	
嬰兒因不明原因哭泣	嬰兒因某些具體原因哭泣，雖然我們不知道究竟為什麼，但可猜想可能原因，例如：吵雜的聲音、刺眼的光線、陌生人的聲音。	

　　白楊的圖象混雜了人對神祕事物的著迷、以及同時感到的恐懼感。這個著迷現象讓當事者特別被他們所害怕的對象吸引。恐怖的感覺、雞皮疙瘩、毛骨悚然與毛髮直豎的現象，對這些人而言，正是超自然事物存在的「證明」。他們因此很難放下這種恐懼感，因為他們下意識地認

爲如此會失去對超自然現象的體驗。

　　很多人也有意助長自己的恐懼感，因爲他們從這個恐怖的事情當中獲得了某種樂趣。我認識一位年輕男子，他因此還會半夜去墓地走動。另外有一些人，他們用撲克牌、靈擺或占星術來預測事故、不幸事件、甚至大災難的發生。他們生活在自己「預言」即將實現的恐懼當中。這裡有兩個案例：

　　有個我認識的朋友，他在星座運勢指出有意外事故的日子絕對不開自己的車；如果有感染的風險，他在這天就不打針。有一位女士絕望地問我，她可以爲兒子做些什麼？因爲，她在星座運勢上看到兒子難逃一場嚴重的不幸事故。

　　這類型的人很容易成爲自己錯覺的受害者，糟糕的是，他們所預期的不幸事件有時確實發生，這就成了所謂「自我預言的實現」——對事情的密集期待，導致事件發生在當事人身上。這甚至不需要負面想法，根據吸引力法則，就會將所害怕的不幸事件，以一種不可見的方式引發出來。當事者透過自身的行爲，成了事件的引發者。例如：預期會發生事故，因此他開車時格外地慢與小心翼翼。由於他的過度小心造成了交通阻塞，引起其他人冒險超車；或是，他以蝸牛般的速度爬行穿越十字路口，而尾隨在後的駕駛無預期他的龜速，追撞了車尾，造成事故。一旦事故發生，也許純屬意外，此人卻把它當成是他「第七感」的明證，於是所有的預言都被當眞；由於動機出於恐懼，因此他只會預見壞事。

　　在伴侶關係上，這類的預言也會引發災難性的後果。如果事先預設婚姻會失敗，就會拼命地找尋理由。由於這些人基於這些「啓示」，對伴侶做出許多與事實不符的含沙射影與指責，他們的行爲終究爲婚姻失敗提供了理由。

　　白楊類型的人特別地敏感，甚至有些人擁有通靈的天賦。這正是巨

大的危險所在，因為通靈的天分與恐懼結合之下，會吸引當事者所懼怕的黑暗勢力。他真的會體驗到令他感到害怕的無形事物，造成了以下的現象：著魔、恐懼的幻象、看見鬼臉與幻覺等等。

白楊的狀況也可以理解成：當事人感受到一種精微的影響力量，可是無法將它清楚地歸類。這種感知引起一種模糊的、無法命名的恐懼。正如我們觸摸到一個灼熱的烤盤，皮膚上產生一種疼痛感，我們稱這種體驗為灼痛感；當我們感知到星光體層面的力量，這力量會在我們身上形成一種感覺，在缺乏正確知識的情況下，我們會將這個體驗詮釋為一種恐懼感。

敏感的人解釋說，當他們感知所謂的靈界（星光層面）時會有種害怕的感覺，但是他們現在已不再害怕了，因為現在他們認得這些東西，並且知道如何與之共存。這種短暫的恐懼感對他們而言，是與另外一界接觸的象徵記號，就像是身體皮膚上的灼熱痛感是接觸到熱爐子的標記一般。

基於這個緣故，不要試圖去說服白楊類型的人不要恐懼，或是將他們的感知當成是幻覺。即使是他們出於恐懼、確實有過多的想像力，但是他們的想像卻是基於來自無形界、細微存在層面的「真實」影響，甚至他們無法清楚地意識到這一點。由於此種覺知難以歸類，因此他們將所感知的命名為恐懼，並且試圖用他們的想法去詮釋這些無法解釋的、怪誕的事物。因為（情緒的極端性）刺激了那些儲存在潛意識的衝動與深沉的恐懼，在他們身上產生一種混雜了妄想與星光體真實存在的體驗。

重要的是：向當事者說明他們所面臨的情況——盡可能地解釋他們之所以感到恐懼的背後原因，幫助他們控制自己的過度敏感。因為，不被了解的感覺，甚至被當成瘋子的感覺，在當事者身上會造成更多的

恐懼，他們特別恐懼自己得要孤單地面對這些現象。

相反的，他們必須有意識地從這些神祕現象解脫出來，也就是，有意識地「視而不見」。療癒者應當讓他們明白：如果他們感到恐懼，就會因此將自己向靈界打開，從而為自己帶來傷害。只要自恐懼解脫出來，這些現象就會消失。

事實上我們從不孤單，整個宇宙間充斥著不可見的震動頻率，有生命的存在體隨時圍繞著我們，沒有任何理由對此感到不安害怕。大自然將我們的感知力侷限在物質層面，好讓我們不必一直面對其他的次元。

白楊類型的人必須學習，當他們感知到另一個次元時，應該要嘗試著轉移注意力，沒有理由陷入恐慌；不把心思放在這些事物上，要視而不見這些東西，因為恐懼將會強化他們的敏感度，並創造出與另一次元的連結。唯一可以幫助他們的是：有意識地脫離它們。

上面所敘述的白楊狀態十分少見，但十分地戲劇化。最常出現的白楊式的恐懼較為溫和：當事者抱怨模糊、不明確的恐懼，或是對黑暗的恐懼。這些恐懼產生的機制是相同的。服用花精就足以袪除這類恐懼。在極端的白楊狀態，上述的處理十分必要，否則患者遲早會發展成急性的精神疾病。

CHAPTER *6*

急救花精

急救花精是一種配製好的花精複方，是遇到各種緊急狀況時首要的急救配方。

此複方包括了以下花精：

※ 伯利恆之星：用於受到驚嚇的狀況。
※ 岩薔薇：袪除急遽的恐懼與慌亂感。
※ 鳳仙花：袪除急遽增加的內在緊張與壓力，及過度急切的行動。
※ 櫻桃李：袪除對失控崩潰的恐懼感。
※ 鐵線蓮：袪除失去意識、魂不守舍的感覺。

這個急救花精複方的適用症狀範圍，從緊急的心理狀況，如：突然受到驚嚇、聽到壞消息、突聞噩耗等狀況，到生理上傷害，如：燒傷、意外事故等等。在循環系統的衰竭與過敏病例發生時，急救花精複方是自然療法臨床工作中「採取緊急醫療措施」之後，接下來的急救措施選項。它用來消除在這些狀況下幾乎都會出現的恐懼感。

當事者在遭遇巨大威脅、危及生命的緊急危險情況時，需要使用急救花精。因為巨大的驚嚇會癱瘓人體的能量系統；人類的意識在遭受急難危險的狀況時，會有從身體退縮的傾向，在極端的狀況下，意識甚至會離開肉體。有靈視能力的人說，在這種情況下，「星光體」甚至會完全脫離肉體。

我有個朋友在一次的交通事故當中，意識清晰地經歷整場意外。撞車後，他是從車禍現場的上方，向下看到自己深受重傷的身體，一動也不動地躺在重型機車的殘骸當中。在這種情況下，肉體完全被遺棄了，因此無法啟動自我療癒。急救花精能很快排除這種能量紊亂的情況，儘速啟動身體的調節系統，進行必要的自我急救措施。因此，我們可以理

解，爲什麼急救花精在不同的危急情況下，拯救過無數生命。當有嚴重事故或生命受到威脅的情境下，它是醫生到達前最實用的急救良方。

有個例子，可以讓我們見證到這個花精複方快速的功效。有一位四歲的男孩被撞掉了兩顆門牙又大量流血，痛得哇哇大叫。人們馬上在他舌下滴上幾滴急救花精原液，隨後又給他一杯水，裡面加了幾滴急救花精和同類療法的傷口癒合藥劑，讓他每隔半分鐘喝一小口。十分鐘後，他在母親的懷裡睡著了。幾個鐘頭後他醒過來時，疼痛已經徹底消失了。

「巴赫醫師在 1930 年第一次使用急救花精，當時它還是原始的複方，包含岩薔薇、鐵線蓮與鳳仙花。另外的兩種花精在此時尚未被發現。有一次，一艘載滿屋瓦的小船因遇上強烈的風暴，在克羅莫海岸線發生了船難，兩個男性船員緊抓著船上的桅杆，好讓自己不被風暴扯離那載浮載沉的小船。由於海上風浪巨大，他們在水中停留了很長的時間，直到最後被海岸巡邏船救起。兩位船員中較年輕的男人已昏迷不醒、臉色鐵青。他們的衣服由於海水鹽分的浸泡已經發硬了。當時巴赫醫師就住在岸邊的村莊，他跑向海邊，並登上巡邏船，當人們將兩位船員拉上巡邏船時，巴赫醫師用急救花精沾濕他們的雙唇。從海灘到位在附近旅館的整個路途中，巴赫醫師不斷地以急救花精持續療癒。在他們還沒到達旅館之前，那位年輕船員就已經恢復意識了。當人們把抬著他的擔架卸下時，他已經可以向別人要菸來抽了。」[26]

CHAPTER 7

找出所需的花精

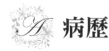 **病歷**

巴赫醫師致力於「療癒的素樸簡單性」，這一點也可以從他的診斷中找到。巴赫醫師於 1936 年九月在英國沃靈福德舉行的最後一次公開演講中講到：

> 「疾病不是重點，病人才是唯一的要點：病人最占優勢的情緒狀態與他的性格。⋯⋯情緒狀態的改變是關鍵，它明顯地指引我們找到所需的花朵。它在身體的症狀出現之前，早已存在多時了。」[27]

開立巴赫花精得根據花朵所代表的適應症——也就是負面的情緒狀態。我們透過與患者的面談進行診斷*。使用「新巴赫花精療法」時，還會加上輔助的診斷方法，例如：氣場測試。巴赫花精的診斷目的，在於掌握造成病患所抱怨的困難背後的所有負面情緒狀態。在談話當中，病人描述所有令他感到鬱悶的一切，也表達了他透過療癒所想達到的目標。通常，透過與病患談話，病人才開始意識到很多議題。因此，談話是療癒中重要的一部分。

如果不是針對患者談話內容開立出對治負面情緒的花精，此舉即不具意義，我們也不希望發生此事，因為這表示我們干預了患者的自由意志**。因此，在巴赫花精療法中，醫病的談話是最重要的診斷工具。

I. 面談過程

每個診斷都會以所謂的自發性的病史敘述作為開場，也就是，一開

---

*患者如是嬰兒和幼兒，我們會詢問他們的父母親。

**參照第七章中的〈自由意志〉的章節。

始患者用自己的話開始描述他的問題，在此要注意的是，患者所抱怨的是身體上的病痛或是心靈上的困境。

我們要將身體上的症狀提綱挈領地記錄下來，因為那些部位與疼痛的運行路線，指引著我們找到受到干擾的皮膚反應區以及經絡；如果在某個特定時辰會出現的症狀，也指引我們透過子午流注法 * 找到特定的巴赫花精軌道。

我們可將心靈上的問題連同它們伴隨的情況，逐字的記錄下來，此紀錄幫助我們選擇目前的花精複方，也為了後續的療癒過程，它們十分重要。唯有透過患者自己使用的語言，他們才可以在下個療程時，從我們做的個案紀錄中再次認出及說出：他的負面情緒狀態有了多大的正面進展。

在自發性的病史 ** 敘述中，我們採用柯磊墨醫師發展出來的問卷（參考附錄），他們可以幫助我們找到哪些情緒狀態是病患所沒有提到的，因為它們看起來似乎與所患的疾病毫無相關性。

緊接著採用我們補充性的診斷方法，為了補充問診中可能的漏洞，也會做敏感測試，找出療癒的輔助（礦石、精油）。***

II. 問診技巧

與患者的對談必須要在安靜、不受干擾的氣氛下進行，干擾人的噪音，諸如：電話及手機 **** 的鈴響，或者轉至擴音的電話留言機都要避

---

* 巴赫花精軌道與中醫十二經絡間的關係是《新巴赫花精療法》第三冊的內容。

** 在急症時，不需要使用評估表，因為目前的不適症狀背後的負面情緒構成十分明顯，而且透過自發性的病史描述也可得知。

*** 使用精油礦石作為療癒的輔助材是《新巴赫花精療法》第五冊的內容。

**** 應該完全關閉這些電子產品。

免。治療師在這段時間，應該只照顧病患的需求，必須心無旁鶩 *，如果病史涉及家庭或朋友圈，必須注意到親友不能在這診療時段進到療癒室裡來。

在診間，我們可以為巴赫花精診療做以下的時間安排，這是被證實有效的。

慢性長期不適症的診斷，第一次的談話時間分配如下：

❋ 成人一至二小時。

❋ 小孩一至一個半小時。

後續約診：成人約一小時，小孩約四十五分鐘。

急性不適症的診斷：五到十五分鐘之間。

每一次的診斷性談話都會以所謂的開放性提問做為開始，這些問題讓患者有機會用自己的話描述他的不適症與困難。針對開放性的問題，我們的例子如下：

❋ 「你目前的情況如何？」

❋ 「是什麼讓你來看診的？」

❋ 「從上次看診之後到現在，你的情況如何？」

❋ 「上次看診之後，你有什麼改變呢？」

當被詢問的患者開始描述時，應該不要打斷他，至於那些太過模擬兩可的說法，是無法幫忙找出適用花朵的。這時，治療師必須「目標明確」並「中立的」再次詢問患者，但是不應該提出暗示性的問題，也不要使用「是非」問句，好讓患者盡可能自在地回答問題。

例如：

病患：「我很害怕搬家。」

---

*所謂的雙診中，例如：病患需要進行點滴療癒，此時治療師不需要在場。

　　這個陳述句並沒有辦法清楚地讓我們找到病人所需要的花朵。治療師現在必須要「目標明確」並且用「開放性問句」再次詢問；治療師可能提出的問題是：

※「搬家？搬家使你害怕什麼？」

※「害怕你要搬家？」

※ 或者簡單地詢問：「爲什麼？」

　　重要的是，治療師需毫無成見地傾聽個案所敘述的一切，而不要過快地下定論。在治療師還沒再次詢問個案所害怕的恐懼究竟爲何，就馬上寫上溝酸漿的話（因爲這朵花代表具體的恐懼），這將會是一個療癒上的失誤，而忽略了個案所眞正需要的花精。

　　另外一種可能的失誤是，我們提出封閉性的「是非」問句：「你會害怕是因爲你本身是個生性膽小的人嗎？」這樣的問句，會讓個案無法作開放性的表達。再加上，他可能會感到自己不被了解而妨礙了個案與治療師之間的關係。因此，最好提出開放性的問題。

　　病患：「我害怕搬家。」

　　治療師回答：「搬家的時候你在害怕什麼？」

　　個案說：「我害怕是不是一切都能順利。因爲過去在搬家過程當中，總會弄壞一些東西。」

　　現在可以清楚看到，他需要龍膽花精（負面的預想）。

　　當然我們也會考慮其他的花精。

※ 金雀花（「我已經搬過幾次家了，每一次都會出問題。」）

※ 落葉松（「我不敢開廂型車。」）

※ 胡桃（「我根本不想搬家，是我的伴侶想要。」）

※ 榆樹（「我很害怕巨大的工作量，搬家好像在爬一座難以翻越的高山。」）

在提到恐懼的時候，我們只會尋找「恐懼」概念下所出現的花朵描述。根據這個模式，我們會開立溝酸漿（具體可命名的恐懼）或白楊（模糊但無法命名的恐懼），我們忽略了日常用語有時候會有些不精確，而錯將某些感受當成了恐懼；其實個案需要其他的花，只有透過伴隨的情境，就像上述例子一樣，才可能釐清究竟是哪種負面情緒出現。下列為其他例子：

「我害怕上台，害怕在眾人面前說話。」

個案原本要表達的是，由於他缺乏自信，因此會怯場，所以他需要落葉松。

「我害怕自己無法做出正確的決定，寧可詢問我的先生。」

在此，正確的花朵既不是溝酸漿也不是線球草（左右拉扯，難以下決定），而是水蕨，這是基於對自己的判斷力缺乏信賴。

「我害怕搭飛機。」

這裡也不是要開立溝酸漿，而是岩薔薇（害怕飛機墜落時，束手無策）。

「我害怕看牙醫。」

病人的說法確實指出了溝酸漿花朵，因為他十分具體地陳述害怕鑽牙時的疼痛。

雖然個案看似說出了他具體「害怕」的事物，但我們藉由上述恐懼的例子，說明了不一定總是開立溝酸漿。我們可以清楚地區分以下兩種恐懼，一種是對模糊與無法命名事物的恐懼（由白楊代表），另一種則是具體可命名的恐懼（由溝酸漿代表）。

譬如說，當一個小孩說：「我怕黑。」幾乎很明顯地，這種情況一定跟白楊有關。因為黑暗不是具體事物，而是模糊的事物。這個揣測是否正確，只能透過使目標明確的再次詢問才可加以證實。

個案（小孩）：「我怕黑。」

治療師：「你為什麼怕黑呢？」

個案（小孩）：「我害怕有妖怪。」

治療師說：「怕哪個妖怪呢？」

個案（小孩）：「就是我在電視裡看過的那個妖怪。」

透過這個目標明確的再次詢問，證實了對白楊花精的猜測是不正確的。他需要溝酸漿，因為這是當事者具體害怕電視裡出現過的妖怪。小孩「真實地」看過這個妖怪，也看到他做出可怕的事。

這是一個影片中的角色，並不是重點所在。如果小孩這麼說：「媽媽有唸過妖怪的故事，我想像他很恐怖（這種情況就牽涉到白楊，因為他用自己的想像力描繪出這個妖怪的形象）。」

在與個案的談話當中，經常會出現很明顯互相矛盾的花朵。例如：個案在一個情境下出現過度自信，甚至如暴虐的行為。但在另一種情境下，又完全地感到不確定與卑躬屈膝。

案例：（女孩，十二歲）

「雖然我跟我朋友的想法不同，但我還是附和她的想法。」

「我班上有個女孩，被同學欺負。她看起來很可憐無助，我大聲地插手相助，並且安慰這個女孩。」

一方面這個女孩附和她朋友的意見，為了在她面前當個「可愛的」小孩（矢車菊），另一方面當她認為朋友受到不公平的對待時，也可以為她大聲喝斥、拔刀相助（馬鞭草）。

患者也經常描述一些同時需要許多花朵的情境。

案例：（男性，四十二歲）

「有時候我的狀態是身體和精神極度疲憊，我走過自己的最低點後，又可以不眠不休，繼續工作。」

在此，合適的花有橄欖（身心徹底耗竭）與橡樹（經常超出負荷）。

案例：（男性，四十三歲）

「首先，我被說服去參加烤肉趴，雖然我心裡不願意。後來，我完全受不了，便大發雷霆地搥打桌子，一股腦地說出我真正的想法，隨後我又感到抱歉不已。」

這段陳述反應出個案同時需要一個花精軌道的三朵花。

✳ 矢車菊──雖然他不願意，但還是被說服去烤肉（面對他人的意志缺乏界線；無法說不）。

✳ 冬青──他搥打桌子，很充分地讓別人知道自己真正的想法（攻擊性地劃清界線）。

✳ 松樹──隨即他又感到抱歉（罪惡感）。

我經常在我的診所裡觀察到這些現象，也就是說，患者所描述的情境，顯示出他同時需要一整條巴赫花精軌道。很有趣的是，這些患者當中沒有一個曾經讀過有關巴赫花精以及巴赫花精軌道的書籍。

治療師除了聆聽個案的敘述之外，還要觀察在診斷談話中個案的行為舉止是否有下列情況：

1. 膽怯（落葉松──面對權威有過大的敬意）

2. 保持距離（水堇──認為自己比治療師優越）

3. 過度友善（矢車菊──強烈的渴求認同）

4. 纏人（石楠──過度的表達需求，有特別討人厭的行為）

5. 不專心（鐵線蓮──耽溺於幻想、栗樹芽苞──想法總是快兩步）

6. 筋疲力盡（橄欖──身心俱疲）

7. 倉促（鳳仙花──急躁、匆忙）

這些觀察都是我們找到所需花朵的線索。

III. 使用評估表

治療師逐字地寫下患者所有的敘述，同時必須要爲患者所敘述的情緒狀態（在慢性患者的初診上，需要四至八張 A4 的紙張）找到合適的花朵，並馬上記錄下來。隨後這些花朵要用色筆做出標記，因爲我們需要這個顏色標記作爲以後評估的依據。這些藍綠黃的顏色是根據個案每個不同的負面情緒狀態的強度加以標註的。按照以下標準：

1. 強烈（**藍色**）
2. 中等強烈（**綠色**）
3. 輕微、潛在或推測（**黃色**）

「負面情緒狀態的強度」是由每個治療師自行判斷，根據治療師的經驗以及知人之明；同時，患者的年齡、職業、社會環境也扮演著一定的角色，必須加以考慮。

案例

「我害怕晚上去地下室，總要一邊吹口哨壯膽才行。」

這段敘述對六歲的男童來說，被評估爲中等強烈。在三十六歲的男人身上，這種負面情緒就要被視爲強烈。

「我害怕在眾人面前說話。」

對一個小學的女生而言，在班上同學面前第一次作報告時有這種狀態，可以被視爲中等強烈。如果個案是個老師，他在家長會時有這個狀態，則要標注爲強烈。

「我擔心我未來會失業。」

對於一個受雇於企業的員工，當他公司面臨破產時，這樣的說法被評估爲中等強烈。至於那些不可能被解雇的公務員，如果他有這個想法

時，要被評估為強烈。

根據我們對患者行為的觀察，或者根據猜測所寫下的花朵，均隸屬於潛在或推測的類別。

用顏色標註出的所需花朵，會在病歷完成後，被轉載到評估表（參見附錄四）上，做為下一階段療癒的依據。經常會出現這樣的狀況：有一些花朵在患者的敘述當中出現很多次，而每一次都被標註不同的顏色，在評估表上它們要被轉載作為「最強烈的顏色」，而不是最常出現的顏色。

治療師製作個案記錄時的任務重點

❋ 逐字寫下病人的敘述
❋ 為所描述的負面情緒狀態：
　　1. 認出所需要的花。
　　2. 記錄所需要的花。
　　3. 用顏色作標記。
❋ 轉載顏色標記於評估表中。

至於治療師對患者的喜惡或日常行為的個人意見，則可以省略。如上例所示，有位患者害怕搬家，他不會因我們贊同他的悲觀或否認他的問題而受到益處。在這種情況下，唯一可以幫助他的巴赫花精是龍膽（負面的預期），另外，還有相關的礦石或相應的精油可能有幫助，透過訓練有素的治療師，可以很容易地測得患者所需的輔助療癒資材。[*]

以下問卷包含了幫助我們找到所需花精的有關指引，即使對花精圖象沒有全面性理解的新手，也可以透過此問卷進行詳細的諮詢。

---

[*]新巴赫花精療法國際中心提供相關研習。

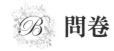 問卷

1. 在哪些情況下，你會感到恐懼？

○白楊　　　模糊不清、無法名狀的恐懼，與宗教或是死亡相關議題有關的恐懼，在黑暗中（黑暗的地下室或墳墓）感到恐懼不已。

○溝酸漿　　具體的恐懼，例如害怕水、暴風雨、小偷潛入、動物、疼痛（牙痛等）

○岩薔薇　　害怕陷在一個無法自主的情境下。（如：怕坐飛機、電梯，怕在長隧道內，或雲霄飛車上）

○櫻桃李　　害怕失控與發狂，感到內在的壓力

○紅栗花　　擔心親友出事

○落葉松　　害怕考試，因為害怕失敗許多事情不敢嘗試

○酸蘋果　　當別人咳嗽或感冒時，害怕自己受到感染

2. 在哪些情況下，你會有不確定感？

○落葉松　　由於缺乏自信，在人前會感到不安，當著團體面前說話有困難

○水蕨　　　常質疑自己的意見，很容易被別人引發不確定感

○胡桃　　　當生命中想要改變某事時，會感覺到不確定與不安；他人容易影響自己的計畫

3. 你偶爾會不專心嗎？——你在工作時容易分心？

○栗樹芽苞　　老是心不在焉，尤其在做喜歡做的事或是下一件得要完成的事情時，不是真的有興趣去做，常分心

○鐵線蓮　　常忘事，錯過約定的時間；愛做白日夢，常跟不上現實生活的腳步

○角樹　　　因為疲憊而無法專心

4. 你偶爾感到孤單嗎？

○石楠　　　無法獨處，總是需要有人陪伴；經常與人通電話幾個小時

○菊苣　　　當所愛的人不在，便會覺得孤單、受傷，感覺被拋棄

○水堇　　　喜歡獨處，內在是退縮的；與別人在一起仍然感到孤單

5. 在哪些情況你會受到影響？

○矢車菊　　很難說不，為了維持和諧而讓步

○水蕨　　　意見容易受到他人的左右，很快採取他人的意見

○胡桃　　　在生命來到了想要改變的階段，容易因為他人影響而放棄計畫

6. 在哪些情況下，你容易感到氣餒或絕望？

○金雀花　　在打擊過後，失去勇氣，不再相信可以成功

○甜栗花　　徹底絕望——無法再忍受痛苦，自覺被上帝遺棄

○伯利恆
　之星　　　受到心靈創傷後，完全脫離常軌，身心像是麻痺了一般

7. 你擔心他人的福祉嗎？

○菊苣　　總是想著別人的福祉，給予許多好的建議（若別人不重視這些意見，就會覺得受傷與受屈辱）

○馬鞭草　擔心周遭環境或整體人類的福祉，無法忍受不公義之事

8. 你容易對哪些事物敏感？

○溝酸漿　巨大響聲、強光、冷、他人的攻擊

○龍芽草　細微的雜音、或是小聲的背景音樂，都會讓他從工作或閱讀書籍當中分心；對於衝突與不和諧敏感

○菊苣　　對於不知感恩或他人的不友善、不禮貌態度很敏感

○欅木　　對於他人做的蠢事與錯誤很敏感

○馬鞭草　不公不義——為弱者與無助者出力；無法看暴力片；容易因感動而哭泣

9. 如果你有時間思考時，你都在想什麼？想過去之事、現在之事或未來之事？

〈過去之事〉

○伯利恆之星　過去不愉快的事情總是不斷地出現，讓今天的此刻受到干擾

○忍冬　　陶醉在過去愉快的回憶、生活在過去，反而不活在此時此刻

〈現在之事〉

○鐵線蓮　夢想美好的事情；常心不在焉，不知道周遭發生什麼事情

○栗樹芽苞　放下手邊當做的事情，想著下一步計畫；浪費時間在不重要的事情，把重要的事情往後延

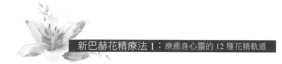

〈未來之事〉

○龍膽　　為將來煩惱；擔心經濟上的安全，例如會擔心失去工作
○白楊　　害怕未來；未來好似達摩克利斯劍威脅著自己

10. 你對目前的生活狀況滿意嗎？什麼讓你不滿意？

○胡桃　　外在的情況（如工作、婚姻或居住狀況）不符合自己的期
　　　　　待，但是還沒有能力改變
○忍冬　　不滿意現在的處境，希望能夠再像從前一樣
○野燕麥　不滿意目前的生活，想要改變些什麼，但不知道是什麼該
　　　　　改變

11. 你常覺得疲累或無力嗎？什麼讓你無力？

○橄欖　　身心極度疲憊，甚至連爬樓梯都很吃力
○角樹　　持續無力，希望能夠睡一覺；早上無法從床上起身
○鐵線蓮　極度需要睡眠，長期無法飽睡
○野薔薇　由於心死過，失去了力量，（野薔薇是第七頸椎不通，要
　　　　　塗敷野薔薇花精乳霜）
○矢車菊　因為他人在場而精疲力竭，好似這些人吸乾了自己的能量

12. 如果你處在低潮，你會如何做？

○橡木　　繼續工作，不容許自己休息，在必要的時候強迫自己竭盡
　　　　　全力，出於責任感去行動

13. 你能由衷感到快樂嗎？你容易感到難過或受挫嗎？

○歐白芥　　無緣由地感到憂愁及憂鬱

○伯利恆　　因為創傷事件傷心難過，失望，心靈受到創傷
　之星

○金雀花　　被擊倒，因為困難似乎沒有解決的希望

○龍膽　　　常煩惱，常因為悲觀陷入負面的情緒

○菊苣　　　當所愛的人不在會感到傷心——感到被遺棄

14. 你在哪些情況下會哭泣？

○伯利恆　　因難過、煩惱而痛苦哭泣
　之星

○甜栗花　　因絕望而哭泣

○馬鞭草　　因感動而哭泣；看電影時受到感動，淚水就會流下來

○菊苣　　　當不被了解時就會流下鱷魚的眼淚（意指偽善的眼淚）；
　　　　　　一被批評就馬上聲淚俱下；哭泣是為了在情緒上勒索別人

15. 你忽略細節或是過度吹毛求疵？你是完美主義嗎？

〈忽略細節與邋遢〉

○栗樹芽苞　做事草率、表面，總是心不在焉；拖延不愉快的事情；房
　　　　　　間總是髒亂、未經打掃，但是髒亂不會干擾他

○角樹　　　因為疲憊而忽略細節，平常不是如此

〈完美主義者〉

○酸蘋果　　絕對地吹毛求疵，強迫自己每樣事情都要很仔細，不然就
　　　　　　會感到不舒服

○馬鞭草　　只對自己著迷的事情要求完美，其他的事情則不屑一顧

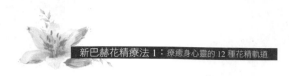

16. 當你被迫等待時，你感覺如何呢？

○鳳仙花　　失去耐心、無法忍受；大排長龍是件難以忍受的事情

○馬鞭草　　生氣浪費掉的時間，一直在想，他在這段時間可以做些什麼有意義的事

17. 你常常犯相同的錯誤嗎？

○栗樹芽苞　心不在焉，經常犯同樣的錯誤，如忘了關燈或關門

○鐵線蓮　　因為做白日夢，不專心而犯錯；跟不上現實發生的腳步；忘記約會；忽略了職責

18. 你感覺到自己比他人優秀或是不如人？

○水堇　　　自覺比他人優秀──有優越感，讓人感覺驕傲

○落葉松　　自覺比不上人，受苦於缺乏自信

19. 如果犯了過錯，你會久久不能釋懷嗎？

○松樹　　　自覺有罪，長時間地怪罪自己；身為父母親的人常自責：未能給孩子足夠的時間或是不夠關心他們

○酸蘋果　　自認犯過的錯誤是一個汙點，認為自己罪惡萬分

○馬鞭草　　對自己的要求過高，因此常常自責

20. 你經驗過嫉妒？羨慕？

○多青　　　常感到嫉妒與羨慕；常嫉妒別人擁有他想要的東西

○楊柳　　　見不得別人比他好；覺得自己很歹命

21. 你自覺受到不公平的對待？——你心裡有不可饒恕的人嗎？

○馬鞭草　　強烈的正義感——發自一種無力感

○楊柳　　　滿腹苦水，很難寬恕；記恨很久，常企圖報復

○菊苣　　　舊事重提，利用別人過去得罪自己的事使他人覺得有所虧
　　　　　　欠

22. 你如何面對批評？

○落葉松　　錯愕——自信心潰堤

○菊苣　　　無法接受批評，感到受傷，感覺像是受到屈辱，有時候會
　　　　　　大哭起來

○櫸木　　　把批評擋回去，感到受傷，卻會馬上開始指責他人的錯誤

○水堇　　　超越任何批評

23. 當你需要做決定時，你會怎麼做？購物時，對於找到需要的東西你
　會有困難嗎？

○水蕨　　　需要他人的贊同，每一件小事都要詢問他人；拉著別人一
　　　　　　起去購物或是問商人

○線球草　　無法從兩者中選擇；在兩者中拉拉扯扯，常常去換貨品

○野燕麥　　太多貨品讓他難以抉擇；站在商店不知道該從何挑起；來
　　　　　　回翻看菜單，無法做決定點什麼

24. 你是樂觀主義者或是悲觀主義者？

○龍膽　　　一開始就預期會有困難；煩惱未來；悲觀主義

○龍芽草　　表現得樂觀與快活，骨子裡卻被煩惱折磨，假裝是個樂觀
　　　　　　者

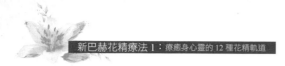

25. 你常希望自己更有自信？你能夠對著群眾說話嗎？

○落葉松　很多事情不敢做——害怕使別人的期待落空；很難面對群
　　　　　眾說話，有上台恐懼症；缺乏自信心；過度敬畏權威

26. 面對別人時，你如何堅持己見？

○馬鞭草　想辦法說服他人

○矢車菊　無法說不，很快放棄

○葡萄藤　強力壓制人，讓人妥協

○菊苣　　採用外交手腕；告訴別人，自己已經為他做盡一切，讓他
　　　　　對我們有所虧欠

27. 什麼事情容易惹你生氣？

○冬青　　雞毛蒜皮的小事也容易暴怒、怒吼對方，很難平撫下來，
　　　　　會記仇

○葡萄藤　當別人不按照自己所說的去做，就會用命令的口吻大聲吼
　　　　　叫

○櫸木　　對於別人做的蠢事、因一些小錯誤發飆——批評、指責、
　　　　　用尖酸刻薄的話傷害他人

○鳳仙花　當事情進行緩慢——失去耐性，生氣行動比他慢的人

○馬鞭草　對不公義、傷及他人之事生氣，並站出來為他們說話；因
　　　　　為對自己要求高，也常常對自己所犯的過錯生氣

○矢車菊　對自己說不出「不」感到生氣，氣自己受人利用

28. 不潔的事物讓你不舒服嗎？你覺得外面的廁所噁心嗎？

○酸蘋果　不舒服的氣味、汗液、髒污和細菌令人作嘔；幾乎無法使

用家裡以外的馬桶

○栗樹芽苞　完全不受髒污干擾

29. 你怕蜘蛛或蛇嗎？

○酸蘋果　　覺得爬蟲類、蜘蛛和蛇很噁心

○白楊　　　害怕蜘蛛和蛇——覺得牠們頗具威脅性

30. 你難過時，想要有人安慰你嗎？

○龍芽草　　眼淚往肚裡吞，不願意因為自己的困難造成別人困擾，利
　　　　　　用各種方法轉移注意力

○石楠　　　需要有人陪著一起哭，強烈渴望他人的安慰，並且自憐不
　　　　　　已

○水堇　　　不需要安慰，認為沒有人會了解的

○伯利恆　　會傷心、會哭泣，因為發生嚴重的事件，不愉快的事情經
　之星　　　過多年仍然難以忘懷

31. 你習慣獨自面對困難，或是會尋求他人協助？

〈獨自面對困難〉

○龍芽草　　不會對外承認有困難，只給人看到開心的表面

○水堇　　　太傲氣，不接受幫助，也不請求幫忙

○線球草　　自己努力找到正確的決定

〈尋求協助〉

○水蕨　　　即使小事也需要請教他人

○石楠　　　需要有人傾聽他抒發積鬱；需要依附他人

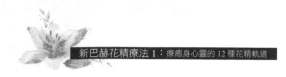

32. 刻意放棄某些東西，因為它們與你的生活原則相抵觸？

○岩水　　　　壓抑自己的需求，以便忠實地遵行自我的原則

33. 你是一位好聽眾，或是常打斷人家的談話？

○馬鞭草　　　因為過度地熱忱難以剎車，常打斷別人說話；害怕忘記重
　　　　　　　要的事情，因此馬上要上台發言

○石楠　　　　讓自己成為眾所矚目的焦點；難以傾聽他人，經常打斷別
　　　　　　　人

○鳳仙花　　　沒耐心聽人講話；搶話，如果這個人說話速度太慢

34. 你擔心什麼？

○石楠　　　　擔心自己，身體出一點小問題就懷疑自己有病；有疑心病
　　　　　　　傾向

○紅栗花　　　擔心親人安危

○菊苣　　　　擔心所愛的人，希望他們過得好，總是在想如何協助他們

○龍膽　　　　擔心未來，擔心失去工作或是沒有錢

35. 你曾經不抱任何希望，心死了？ 在你一生當中，你曾一度放棄一切嗎？

○金雀花　　　曾經因為某種情境（例如：絕症、職場或家庭裡的困境）
　　　　　　　放棄了希望；雖然想要卻也相信無法得到幫助

○野玫瑰　　　聽天由命，在內心投降了；不能夠要什麼，也不想要什麼

36. 你有過讓你驚嚇不已的經驗嗎？

○伯利恆　　心靈的震撼、心靈創傷、親人過世、意外、失望
　之星

37. 腦海裡一直有揮之不去的思緒擾亂著你？有時你會自言自語？

○白栗花　　念頭不斷，無法中斷
○馬鞭草　　說服他人接受自己的信念；不斷自言自語、重複自己感到
　　　　　　興味的話題

38. 什麼情況會讓你容易感到緊張？

○櫻桃李　　內心一直保持警覺，不論外在情況如何，肌肉不斷持續的
　　　　　　緊繃

39. 你容易看到他人的錯誤嗎？

○櫸木　　　很容易看到別人的錯誤，貶抑他人、指責、抱怨、尖酸刻
　　　　　　薄地評論

40. 你可以接納目前的自己嗎？

○酸蘋果　　挑剔自己的體型與體重；視自己犯的錯誤為不可原諒的汙
　　　　　　點

41. 你感覺到自己已經找到生命的使命與定位？你受困於無聊嗎？

○野燕麥　　還在找生命的定位，感覺到還在尋找某物；在所做的事當
　　　　　　中找不到滿足，不知道閒暇時可以做什麼，常感覺到無聊

42. 你會感到過度負荷嗎？覺得無法勝任目前的任務？

○榆樹　　　感到過度負荷，看待目前的工作為無法攀越的高山

43. 你的記憶力如何？

○栗樹芽苞　敘述事情時常想不起某些事，但事後又會想起

○菊苣　　　有些事情記不起來；一面敘述事情、一面哭泣；懷疑自己
　　　　　　的記憶力不好、常忘記事情

○鐵線蓮　　迷糊、不專心，常沒在記住事情；閱讀時常忘了讀到哪頁、
　　　　　　不知其內容

44. 睡眠如何？很快入睡？一覺到天亮或是夜裡常醒過來？

○白栗花　　因為腦袋各種思緒不斷打轉而難以入睡

○龍芽草　　因不安而難入眠，雖然白日很安靜；淺眠，有聲音就會醒
　　　　　　過來，滿月時常一夜無眠

○橡木　　　躺在床上放鬆了，卻無法入睡

45. 夢境沉重嗎？

○岩薔薇　　因惡夢尖叫驚醒，但會馬上再度睡著

○白楊　　　惡夢的恐怖不會因為醒來而結束，因此不敢再度入睡

○龍芽草　　夢見不舒服、有壓力的情境，那些白日受到壓抑的事物，
　　　　　　會在夢境出現

46. 可以說說看你目前最大的困擾是什麼？最想改變的是什麼？

同伴診斷法

　　有些當事者會在面談過程不停地抱怨別人。對象可能是刻薄的婆婆、專制的上司、壞鄰居、頑皮的孩子、甚至自己的妻子——他總是可以將自己的不幸怪罪到別人身上。然而，最常發生的情況是：他們讓別人有機會來影響自己的際遇。

　　為了你的診斷，請好好利用那些抱怨，讓當事者詳述占據他們腦袋的那個人，你可以從中了解到當事者性格的關鍵點。那個人是誰都無關緊要，不管是在私生活或是工作場合中，每個人對當事者來說都是某種程度的同伴，因為這個人給了當事者一面鏡子，迫使他做出反應。因此，不一定要是配偶，生意夥伴也可以——透過他們的行為——引發當事者的回應或情感，讓他們成為當事者的生活重心。

　　透過例子可以說明，當事者是如何以這種方式與他人形成一種共生關係，這個過程對較弱勢的一方通常是很痛苦的。如果當事者形容他的夥伴是專制、殘暴的，我們就應該要問他為什麼要忍受而非抵制？葡萄藤類型的人需要矢車菊類型的人做為夥伴，以幫助他們追求權力。

　　菊苣類型的人不斷強調他們為別人做的事情，以及別人欠了他們多少恩情，這常會引起對方的愧疚感。在談話中，如果提到了菊苣類型的人——不管是配偶、母親或老闆——就應該要考慮使用松樹花精。菊苣類型人的孩子總是懷著愧疚感的。

　　對石楠類型的人來說，一旦有什麼事情發生，或是有什麼事情讓他們受到感動，他們就必須馬上去告訴別人。他們總是需要聽眾，一旦抓到了就絕對不會放手。只有好脾氣的矢車菊同伴才能當個好聽眾，因為他們缺乏足夠的意志力去抵制石楠類型的人糾纏不休的行為。

　　馬鞭草類型的人興致勃勃地要周圍的人都信服於他的信念，他們需

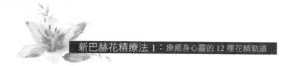

要水蕨類型的人來傾聽他們。當水蕨類型的人找到一位願意給他們忠告的人時，通常會很高興，因為來自他們內在的不安全感總是在尋求他人的建議。

還有一些花精類型的人不是尋求可以互補的同伴，而是尋找與自己有同樣缺點的人。高茲・伯羅摩寫道：「龍芽草花精可以用來療癒性格相近的夥伴，這種性格特徵的人只能與相同行為模式的人生活在一起。龍芽草類型人的矯揉造作，只能被相同類型的人所接受。因為只有同樣不以誠待人的人，才會喜歡與其同伴一樣虛偽的生活。這就像是早就排練好的舞台劇一樣。」[28]

櫸木花精也適用於療癒性格相近的同伴，如果兩人的關係處於和諧的狀態，他們就會享受一種成語所謂的：「臭味相投、沆瀣一氣。」如果夥伴的關係處於不和諧的狀態，他們就會互相批評、彼此指責，抱怨對方不包容自己。那些抱怨別人無法包容的人，自己通常也是心胸狹窄，否則他們根本不會在意別人的不包容。

身體器官語言的診斷法

根據巴赫醫師的說法，身體的病痛是負面思想的表現形式。因此，透過身體症狀找到所需的花精是條捷徑。我們得去了解身體的「語言」，並正確的解讀症狀。以下提供一些可能性給大家參考：

1. 日常習慣用語提供我們找到情緒狀態與其器官之間的線索。
例如：
肝：我動了肝火。
腎：腎不好，人生是黑白的。

心：我心碎了。他鐵石心腸。

胃：我難以消化。

甲狀腺：我嚥不下這口氣。

頭：我絞盡腦汁。這搞得我頭昏腦脹。這讓我頭痛不已。

眼：不要睜一隻眼閉一隻眼。

耳：不聽老人言，吃虧在眼前。

脊椎：這個人沒有骨氣。

皮膚：如坐針氈。

血管：這使我血管中的血凍僵了。（呆若木雞）

2. 我們也可以從身體器官的功能推論精神上的偏差。

例如：

雙腿幫助我們前行，腿部的病痛（如膝關節或髖關節）意味著此人想要逃避某些東西。

皮膚是我們與環境接觸的第一道防線，皮膚問題象徵著接觸外界的困難。皮膚的性質提供我們問題類型的線索。牛皮癬意味著當事者披上了一件「厚厚的盔甲」。他將自己與環境隔離開來。

將膀胱排空是一種被動的行為，它是透過放鬆膀胱括約肌來達成。這個功能的失調象徵著當事者無法放下。排尿疼痛型的膀胱發炎，顯示當事者覺得放下是一件痛苦的事。

人們經由大腸將無用以及不再被需要的廢物排泄出來。便秘象徵著當事者不願付出，並拚命抓住某物不放。腹瀉意味著對失敗（考前焦慮）的害怕，以及害怕失去他人的認同。

3. 由身體反應的類型也可以推斷情緒的缺失。

　　例如，人體有發炎現象時，自體免疫系統會與「侵入的敵人」戰鬥，例如對抗細菌、病毒或黴菌。每一種發炎現象都代表身體免疫系統戰爭般的對抗。拓瓦‧德雷夫森寫道：「每一種感染都是一種衝突的物質化。我們避開的心理衝突（與衝突所帶來的痛苦及危險）都會迫使自己在生理層面上以發炎的反應得到証實。」[29]

　　在過敏時，身體的免疫系統對抗著完全無害的物質，例如：花粉、灰塵。身體忍受不了這些物質，便開始激烈的保護自己。這種對外的攻擊就以發炎、紅腫、發癢、打噴嚏等形式表現出來，某些過敏反應甚至會危及生命。

　　在風濕型式的病例中，身體在摧毀自身。免疫細胞不去攻擊入侵的致病原，反而攻擊自身的細胞。根據不同類型的病例，影響到肌肉骨骼、軟骨、或血管，這就是醫學上所謂的「自體攻擊」。它象徵一種向內而非對外的自我攻擊。

　　每次的記恨都會在自己身體上造成積鬱的發炎過程。如果有人經常怒火中燒，而非向外發洩，或找尋衝突的解決途徑，攻擊就必然會導向身體層面。因為，所有我們在心理層面不願意去經驗的事情，必定 會以症狀的形式在身體層面讓我們再度遭遇。我們無法逃避生命的課題：我們的身體阻礙著這件事的發生；透過意識到身體層面上的痛楚，迫使我們尋找問題的解決之道。

　　身體與器官的語言幫助我們透過病痛，找到心靈上的病因。但是我們無法將特定的疾病與特定的花朵作配對。只有急性症狀的類型會給予我們線索，告訴我們當事者的心理可能發生了什麼事。例如：沒有任何的花朵可以直接療癒低血壓，但患低血壓的人通常覺得自己無法勝任日常生活上的負擔。因此，我們馬上會想到角樹。當人們有明顯自暴自棄的跡象時，也可以考慮使用野薔薇。上述的發炎案例讓我們想到冬青。

過敏現象是身體表達了不寬容，因此需要欅木。風濕症狀是自我攻擊的現象，需要使用楊柳。然而，這些推論只能當作參考，我們還是必須透過談話才能確定。

（如果有人想深入了解身體器官的語言，可以在拓瓦・德雷夫森所著的《疾病作為真理之道》〔 *Krankheit als Weg* 〕這本書裡找到指引。）

巴赫花精皮膚反應區診斷法

這個診斷方法基本上比身體器官語言診斷法來得容易。因為我們不需要任何的詮釋，也不需要事先具備任何身心症或身體語言的相關專業知識。每一朵花的身體反應部位就像腳底反射區一樣是固定的；因此，可以直接從這一些受干擾的皮膚反應區「讀出」所需要的花藥。人體皮膚反應區地圖涵蓋了全身。

以下兩種分類方式可以幫助找出相關反應區：

1. 身體疼痛的部位多半因為受到干擾。在許多案例中，我們發現只要找到疼痛的部位，就可以找到相對應的花精。

2. 某些時候不適症狀沒有出現在情緒反應區上，即所謂的「沉默」反應區。但干擾卻出現在該情緒相關的經絡循行部位上。在此情況下，干擾可以透過我們在研習營學到的氣場測試加以確認出來。

巴赫花精皮膚反應區是本系列書籍第二冊的主題，會將氣場診斷法及其療癒方法詳加說明。巴赫花精軌道與中醫經絡之間的關係，及更進一步從其中演繹出來的診斷和療癒可能性，會在第三冊詳加闡述。

占星診斷法

在我發展「新巴赫花精療法」的初期階段，我的助理們與我使用了占星診斷法，當作診斷時該注意的事項。在使用「新療法」三十年的臨床經驗後，占星診斷法就不再有重大的意義。因爲占星的見解太過模糊，並且根據當今的知識幾乎無法再展現它的指示性。這段期間，我已經發展出更新的診斷方法，這些方法基本上更簡易，也能更細緻地提供診斷的結果，甚於耗時編寫的星象圖。在此列舉一些例子：

1. 色彩測試可以更簡易並更直接地診斷出患者所不願面對的部分課題。
2. 氣場測試可以精確地檢出該花精是否適合，以及相對應的情緒狀態有多強烈。
3. 由於巴赫花精軌道與中國針灸經絡相符，所以我們可以藉由經絡時辰表（子午流注）找出與此時辰表相關的不適症究竟屬於哪條經絡。
4. 脈輪的診斷顯示出目前最受到干擾的花軌，並且經由進階的脈輪診斷能夠識別出最表面的情緒。這是導致身體產生急性病痛的心靈原因。

基於歷史的緣故，我們決定儘可能保留此章節原本的樣貌，特別是因爲當時我做的研究、評估都是根據於這些目前都還可以取得的參考資料。

巴赫花精療法的發展初期，就預設了占星學的觀點。巴赫醫師似乎確信占星的價值，如同以下引言所敘述的。但在這個方法尚未有足夠例證之前，他顯然也不想妄下定論。西元 1933 年，他在一封信裡寫道：「有關占星的部分，我有所保留。因此，我將星座與月份從第一本書《十二醫者》中刪除。這項工作肯定會對占星學的澄清與理解有所貢獻，但我的任務似乎在於給出一個通則，具備詳盡知識的人就如您一般，可以藉此通則，發現偉大的真理。因此，在我還不是很確定

之前我不願意斷下結論。人們知道我所寫下的資料正確無誤，因此，出版的時機已經到了。至於星座、星球與身體系統的關聯性，到目前為止仍無定論。」[30]

彼得·達米安（Peter Damian）的貢獻在於重新採用了這個主題，用簡單易懂的方式發表在其《占星與巴赫花精療法》（*Astrologie und Bach-bluetentherapie*）一書中，描述了占星學的花精簡易診斷法。就算是占星學的門外漢也容易操作上手。達米安的發現，是根據巴赫醫生最初發現的十二種花精為首要花精，並將稍後發現的分類為補充性花精。正如上面信件中所提到的，那些在《十二醫者》中最先被介紹的花精，與黃道十二宮出現的時間有明顯的關聯存在。

巴赫醫師後來發現了另外七種花精，並將它們命名為「七個助手」。西元 1935 年，他寫了一封信給同事，信中提到後續發現的這些花精：「開立這些新花精，其實是比先前看起來還要簡單很多，因為每個都與十二醫者、或與七個助手當中的一種花精有關聯性。例如，有一位明顯處在鐵線蓮狀態的人，有相當好的進展，但沒有完全康復，現在我們把相關聯的新花精加入，就會帶來療效。」[31]

基於這個原因，達米安在他的占星診斷法當中，只使用了巴赫最先發現的十二個花精（十二醫者），其他二十六種被定義為補充性花精的，只有在需要時才會派上用場，而且必須依照指示使用。

在我的系統中，「十二醫者」與溝通花精吻合，並且同時符合達米安的占星學，每一種花精都與其他兩種有關聯，總共是三十二種——我命名為內在花精——可以構成占星診斷法。我們只需要再測試確認，病患究竟處在失調狀態或補償狀態。

五種「外在花精」在人們受到外來影響時，能夠提供協助，此時就不納入達米安的占星概念當中。

　　基礎花精只能依照個案的適應症開立，因此可以完全獨立於其他花精與占星術外加以使用。

　　達米安在他的占星診斷法當中，提出了七項診斷標準：

1. 小孩出生時太陽的位置象徵著基本的人格特徵。它代表自尊、自己的主張、目標的設立、執行力、個體生命力、活力；它關係著我們陽剛、主動的那一面。

2. 上升星座象徵著我們的個體性，以及我們在環境中的外在形象。上升星座顯示出我們的氣質、性情、解決問題的方式，以及我們如何處理生命所賦予的使命。上升點是我們出生時從東方地平線升起的黃道度數。跟太陽一個月才改變一次位置比起來，黃道十二宮的位置是二十四小時不斷變換的，因此，可能可以更完整地描述一個人的個性。

3. 月亮代表我們的感情世界、渴望、熱情。它代表了我們陰性、被動的一面，因此，也代表著潛意識。巴赫醫師在他的著作《十二醫者》中提到：「生命的祕密在於：我們要忠於自己的人格；不容許外部影響的干預。我們可以從出生時月亮所在的位置，辨認出我們的情緒性格，我們會在行星找到受到干預的危險，只是占星家過度強調了行星的影響力。如果我們堅持自己的人格，並忠於自己，就不用去害怕行星或其他外來的影響。花精可以幫助我們堅持自己的人格。」[32]

4. 水星象徵著我們的心智，也就是我們的智力水平與理性。它代表了理性的理解能力、邏輯思維、求知慾、熱忱所在及一切我們出於理性所設立的目標。達米安提出：「水星提供了我們有關於自己思維模式的線索，這是一個重要的因素，因為使用花精會影響到心智體質。」[33]

5. 土星代表了人類對受保護與安全的需求。為了這個目的，我們築起了保護性邊界，卻同時限制住我們、阻礙了我們的生活。因此，土星成了約束、限制與時間的象徵。它指出我們的弱點與生活道路上的障礙。

恐懼也與土星相關聯，因為我們的自由被窄化和受限的同時，恐懼感也油然而生。

6. 第一宮（從上升點開始）象徵著「我」，這顯示出個人在心智層面（例如：性格特徵、意志力）與生理層面（例如：體態、面貌特徵、體格、生理缺陷）的基礎。

7. 上升星座的守護星可在下頁表格中查看。

星座	守護星
白羊座	火星
金牛座	金星
雙子座	水星
巨蟹座	月亮
獅子座	太陽
處女座	水星
天秤座	金星
天蠍座	冥王星 / 火星
射手座	木星
摩羯座	土星
水瓶座	天王星 / 土星
雙魚座	海王星 / 木星

我的臨床工作證明了，把天頂點與月亮的黃道交點結合起來，是很有價值的一件事。上升星座反映出我們在他人眼中的形象，天頂點則象徵我們生命中真正應該要發揚光大的個性、人格。它也代表著天命所在

以及生命的目的。另一方面，月亮的黃道交點代表了我們生命道路上的任務。

一旦有了本命星盤，達米安所傳授的占星診斷技巧就很簡單。在本命星象盤上，你可以查詢上升星座、守護星，連同太陽、月亮、水星和土星所在的星座符號都可以查詢到。如果第一宮有一顆行星，且其星座符號與上升的星座符號不同，那就加上這個星座符號。

本命星盤

此資料僅用於解讀範例，不必去分析本命星盤。因此，占星學入門者不必學習占星學星座符號。下面的數字標示出各宮所在位置。根據占星心理學的慣例，下表中使用了克賀（Koch-Häuser）分宮法。

姓名：佛烈茲姆斯特

出生日期：1951.04.25

出生時辰：17：30

出生地點：梅茵河畔法蘭克福

經度：8° 41'

緯度：50° 07'

宮位：克賀分宮法

上升：	13° 40'	天秤座
太陽：	4° 40'	金牛座（7）
月亮：	27° 2'	射手座（3）
水星：	3° 48'	金牛座（7）
金星：	12° 12'	雙子座（9）
火星：	11° 18'	金牛座（7）
木星：	0° 55'	白羊座（6）

土星：	26° 28'	處女座（12）
天王星：	6° 11'	巨蟹座（9）
海王星：	17° 43'	天秤座（1）
冥王星：	17° 25'	獅子座（11）
月交點：	16° 43'	雙魚座（6）

根據達米安的七層次分析法，得到以下的結論：

1. 太陽在金牛
2. 上升在天秤
3. 月亮在射手
4. 水星在金牛
5. 土星在處女
6. 海王星位於第一宮，因它與上升符號一致，不須再次考慮。
7. 上升的守護星是金星，在雙子座。

星座	花精
白羊座	鳳仙花
金牛座	龍膽
雙子座	水蕨
巨蟹座	鐵線蓮
獅子座	馬鞭草
處女座	矢車菊
天秤座	線球草
天蠍座	菊苣
射手座	龍芽草
摩羯座	溝酸漿
水瓶座	水菫
雙魚座	岩薔薇

結論：金牛座、天秤座、射手座、處女座、雙子座。

這五個星座對應的花精便是占星診斷法的結果。

巴赫花精與星座相對應的歸類表如下：

從這個範例我們可以知道應使用下述五種花精：龍膽、線球草、龍芽草、矢車菊與水蕨。

根據達米安所說的，不管當事者的意願如何，我們都應該開出這五種花精。他的理由是，雖然沒有人可以對自己完全的誠實，但會說眞話的本命星盤應該比當事者的自述更爲客觀。

對我而言，在我研究「新巴赫花精療法」的初期，占星心理學是一種實驗性的診斷指引，幫助我找到在談話過程中可能忽略的花朵，占星心理學和虹膜學都是性質類似的診斷工具。他們同樣揭露了人的情緒、堅強的地方與弱點，以及有可能由此產生的衝突與爭論。它說明了——用比喻的方式——我們的馬廏裡有各種我們想要的品種的馬。我們可以自由地決定最想騎哪一匹。

因此，當我們在做占星診斷法時，應該時常這樣問自己：「當事者在**此時此刻要學到哪些功課**？當事者在**此時此刻**處於本命星盤的哪種情緒狀態下？」

占星學向我們顯示了背景，但我們選擇花精的標準仍然是以與當事者的面談結果爲主。雖然如此，占星學還是指引了我們方向，讓我們免於忽視本質。

巴赫醫師給了一條重要的線索：「月亮所在的星座極其重要。」我自己的觀察可以驗證這一點。在大多數情況下，主要的問題都是出在月亮的位置與 / 或上升點的位置。太陽的位置——相較於大家所以爲的——並沒有那麼的重要。

其他診斷法

這本書中所描述的診斷方法能夠在新巴赫花精療法上協助確認診斷，而這方法卻不是用來進行與病人的談話。這類似於醫生的診斷模式，首先也會先查閱患者的病史，緊接著使用特別的診斷步驟來確認所推測的診斷是否正確。

然而，今日所謂另類醫學的新篇章，試圖縮短這個看來相當簡單卻又複雜的診斷之道。在另類醫學中也採用其他的測試方法（例如：所謂的直覺抽瓶法＊和靈擺），用以協助找到所需要的花精。據稱使用此一方法不需要翻閱病史，也能確認所需的花精，因為病人的潛意識透過直覺做出了直接的表達。

一方面來說，透過上述的測試就可以診斷出所有患者不適症狀背後的負面心靈狀態，這並不合乎邏輯。另一方面，在醫學上有個明確標準的診斷方法——診斷結果必須是可重複驗證的。也就是說，所有的測試方法終究必須要導向同樣的結果，否則此一方法無效。

這裡所介紹的診斷方法（例如：氣場測試）能夠經得起科學標準的檢驗。不過，想要進行一次成功的巴赫花精療癒也不能單一地只採用此一測試法，因為我們需要詳細的個案記錄。處理慢性案例更要藉助評估表＊＊上的額外記錄檔案來進行診斷。

不被證明為有幫助的診斷法是：

❋ 生物電子診斷
❋ 肌力測試

＊這種直覺抽瓶測試法讓患者閉上眼睛，之後伸手到籃子裡抽出花精瓶。

＊＊參見附錄四。

生物電子診斷法可用於測量特定穴位的皮膚電阻。我們在穴位探針和電子設備的電子線路之間，放置一個蜂窩狀鋁製盤，在該鋁盤上的小孔放入所要測試的一次性劑量測試瓶或小藥瓶。如果將藥物放入測試電路中，就能夠透過皮膚電阻的變化，看出某一特定的藥物是否適合當事者。這種測試方法並不像第一眼看起來那麼簡單，需要有豐富的經驗才能透過它取得可重複驗證的結果。

肌力測試是一種肌肉力量的測試方法，受測者盡力將一隻手臂張開平舉，並且使盡全力向上方抬高，治療師同時用力將受測者的手臂往下壓。這裡要測試的是：面對外部壓力時的阻抗力大小。如果受測者手中握著藥物，阻力就會改變。因為受測者的身體下意識地對受測物質的震動頻率產生反應。因此，根據藥物是否適用於受測者，當事者阻抗的力道會變得更好或較不好。

我在上述的兩種測試方法中觀察到，它們通常只能測試出患者心理表層所需的花。使用這些機械式的測試方法，無法查明那些我們藉由花精軌道評估表所找到的更深層心理狀態。當事者的意識層面無法覺知到的，他的身體其他層面勢必也一無所「知」。因此，不可能使用任何種類的身體測量技術來擷取這類信息。

針對療癒而言，尤其重要的是先處理表層裡的核心情緒，這情緒正是導致當前身體病痛的最大原因，所以我也稱呼這些花精是所謂的「急性體質花藥」。而根據我們的經驗，「急性體質花藥」無法透過上述二種方法測得。

CHAPTER 8

新巴赫花精療法實作

根據花精軌道進行評估與分層療癒

　　最容易、也最能全面評估當事者的方法，就是用色筆把適用的花精，記在本書附錄中所列出的評估表上 *。我們可以使用三種不同的顏色，分別代表下述三種級別：

1. 能夠在當事者身上找到**強烈明顯**符合的花朵特徵，無論是否完全符合文獻所描述的性格特徵，或只有少數符合。唯一重要的關鍵在於：相對應的情緒狀態強度。

2. 能夠在當事者身上找到**中等明顯**符合的花朵特徵，與第一點相較只有程度上的差異，提供我們作為評估的標準。

3. 花朵的特徵只有**少數明顯**符合當事者的狀況，或症狀只**偶爾出現**。這類組還包括了當事者認為不適合的花精；但根據這組花精所象徵的心理狀態，極有可能就是正確的花，只是當事者尚未意識到。

　　以花精軌道理論作評估，可以幫助我們在找出花精之後，選擇出療癒初期階段所適用的花精，也就是用於療癒問題較表面的部分。如果一開始就開立療癒更深一層情緒的花精——特別是當潛意識被啟動之後——反而可能會令當事者出現不舒服的反應。為了避免這種情況，我們建議遵循下述分層療癒流程，這將使花精的選擇更為容易，特別是需要同時使用多種花精的情況時。

I. 初診時的花精複方

　　原則上，初診的第一瓶花精複方應該包含以下花精：

1. **伯利恆之星**。每個人在生命的某個時刻，都經歷過精神上的震驚。

---

*那四朵出現在兩個不同花精軌道的花：龍芽草、鳳仙花、歐白芥與馬鞭草，當它們出現時，必須同時標註在兩個花精軌道上。

出生的過程對很多人來說就是一種驚嚇，尤其是當臍帶被剪斷、而自己尚未開始自行呼吸的那個瞬間。這一刻他們正經歷死亡的恐懼。因此，伯利恆之星成為第一瓶花精複方的必要良方，如此一來，便能從一開始把可能存在的療癒阻礙移除。伯利恆之星屬於外在花精的一種。

2. 縱使當事者身上並未表現出強烈明顯的對應特徵，其他的**外在花精**也應該包含在處方內。我們一開始就開宗明義地闡述，當心靈不再被外界因素的衝突困擾時，才可能開始處理內心世界深層的情緒衝突。

3. 我們找到的**失調花精**。文獻提醒我們最多不要使用超過七種以上的花精，但是有時候卻是不可避免地須要破例，因為有些未加以處理的表面情緒障礙，會在療癒過程中增強引發不適感。在一些案例中，當事者看似適合使用許多花精，這時我們會建議先只開立單一的野燕麥花精以釐清狀況。因為病人很明顯地無法從多樣的花精中選擇適合自己的花精。依照我的經驗，我們做自我診斷的時候，才會出現這樣的問題。我們透過與別人的詳細談話所找到的花精，通常全都是我們所需要的，我們可以再次使用敏感診斷法檢測氣場，作為有利的佐證。[*]

II. 第二次複診的花精複方

大約四周後，我們應該要評估，在已經使用過的花精當中，有哪些花精應該要繼續使用。為此，我們需要與當事者再一次討論初診時已經描述過的症狀。最好的方法是，將當事者所說的話，原封不動地、逐字逐句念給他們聽，這樣最容易幫助他們辨識自己的狀態。

然後，我們把結果記錄在第二張評估表上面。這時分層療癒就會

---

[*]參考《新巴赫花精療法2：反應情緒的身體地圖》。

顯示出第二次的花精複方。如果我們將這個結果與第一張評估表加以對照，便可控管療癒過程。

我們常常觀察到，有些症狀雖然沒有給予相對應的花精，但同樣也得到改善。其原因在於，當事者在服用了外在花精與失調花精後，症狀大獲緩解，因此能幫助目前的意識有能力去處理先前被過多痛苦擋住的內心衝突與境遇。

我們根據重新評估後的結果，開出其同一軌道的下一朵深層花精，用來代替那些不需要的花精。其他的花精繼續使用下去，直到不再被需要為止。

負面的心理狀態要由「上」往「下」療癒，也就是說，要從與它慢慢形成的相反順序加以療癒。在服用失調花精後，我們緊接著喝補償花精，最後才是溝通花精。當然，我們只開立那些符合病人狀態的花精。如果在談話當中，只出現花精軌道當中的溝通花精，這表示病人目前尚未處在補償或失調的狀態。也有可能當事人處在失調的階段，但他卻沒有意識到，因為自己早已經進入了下面兩個更深層的情緒狀態。

從第二次花精配方開始，我們就可以推進到使用**同一軌道的兩朵花**，以重新評估病人所要處理的情緒困難。若當事者的主要難題發生在溝通花精的面向上，這個方法特別適用。但是，這方法**限於一次使用一組軌道，或最多使用兩組軌道**。至於其他軌道，我們還是要遵循上面所描述的方法，只使用單一的花朵。如果當事人出現明顯心理衝突或身體病痛時，我們也用這個方式挑選花精，用在相應的皮膚反應區上。

最後，我要特別提出警告，不論是外用或內用，都不要同時使用同一個軌道的三朵花。使用此方法，我們必須特別注意某些規則，否則會出現極度強烈的反應（參考《新巴赫花精療法》第三冊）。

III. 後續的療癒程序

如上所述，每隔四至六周都應該要重新評估每一種花精複方，並開立新的花精複方。一旦表面的問題平息了，複方的成分沒有太大改變時，重新評估的間隔也可以延長。

根植越深的問題，需要服用花精的時間基本上也會越長，如同急性病症只需要較短的服用時間。

傳統上，在進行大約三個月的療癒之後，有些治療師會中止療癒二至四周，好讓在此期間服用的花精充分發揮療效。同時也可以觀察其改善的狀況是否穩定。在這段暫停使用花精的休息期間，我們也可以觀察當事者在不使用花精的情況下生活的狀況。這段期間，當事者會清楚地意識到自己還需要哪些花精。

如果我們採用「新巴赫花精療法」，這樣的暫停不是必要的。因為負面情緒狀態會有系統的從上到下一一解除；透過評估表也讓人能一目瞭然哪一朵花應該要接著上場。

IV. 落葉松在評估表中的特殊地位

在同一條花精軌道當中，溝通花精會加劇補償與失調花精所屬的負面情緒狀態，使它們湧現。然而，基礎花精也強化每一個負面情緒狀態，使它們顯露出來。這包含了每一條花精軌道中的所有花精，亦即包括了溝通花精與外在花精。落葉松位在評估表的最下方，在所有花朵的底部，因此，儘早開立基礎花精是沒有任何意義的。如上所述，落葉松應該在「由上而下」的療癒原則下，當我們到達溝通花精時，才加入複方當中。

V. 實際案例

　　此案例是經過特別的設計，透過這一個簡單的例子來說明療癒的程序。一般來說，花精與花精之間的關係並不會像這個例子一樣搭配得如此漂亮，我們通常必須要清楚的分辨：哪種花精適合眼前的問題、哪種花精與目前的狀況無關，而是與過去的情境有關。

　　讓我們假定，根據評估結果我們開立了下列花精（順序與附錄中的評估表同），黑色代表嚴重、深灰色代表中等、淺灰色代表輕微：

伯利恆之星	白楊	榆樹	金雀花	胡桃
甜栗花	松樹	野燕麥	忍冬	歐白芥	野薔薇
馬鞭草	冬青	葡萄藤	紅栗花	鳳仙花	楊柳
龍芽草	矢車菊	水蕨	菊苣	鐵線蓮	龍膽
橡樹	歐白芥	櫻桃李	酸蘋果	白栗花	櫸木
橄欖	石楠	龍芽草	岩水	角樹	栗樹芽苞
鳳仙花	溝酸漿	岩薔薇	線球草	馬鞭草	水堇
落葉松				

　　罪惡感被列為主要的問題。此外，當事者還缺乏執行能力，並且有一種放棄的心態，尤其面對周遭的人時，無法有自己的主張。當事者感覺受到同事們不公的對待，因此想要換工作，而目前也已經有個新職缺等著他，只是他缺乏勇氣，踏出這一步；即使他的內心早已感到不耐煩，頻頻催促他改變。根據問卷，我們還加入了一些花：冬青——因為他經常發脾氣，楊柳——因為無法寬恕，金雀花——因為患者幾乎不抱希望，認為情況完全不會改變，而開立龍膽的原因在於，我們懷疑他的

口氣中帶有一種悲觀的氣息。

第 1 次花精複方是：伯利恆之星、胡桃、金雀花、松樹、野薔薇。

伯利恆之星✔	白楊		榆樹		金雀花✔	胡桃✔
甜栗花	松樹✔	野燕麥	忍冬		歐白芥	野薔薇✔
馬鞭草	冬青	葡萄藤	紅栗花		鳳仙花	楊柳
龍芽草	矢車菊	水蕨	菊苣		鐵線蓮	龍膽
橡樹	歐白芥	櫻桃李	酸蘋果		白栗花	欅木
橄欖	石楠	龍芽草	岩水		角樹	栗樹芽苞
鳳仙花	溝酸漿	岩薔薇	線球草		馬鞭草	水堇
落葉松						

　　在下一次的談話中，可能出現以下進展：野薔薇狀態不再出現；胡桃的症狀整體而言改善了，但仍以微弱的形式繼續存在著。罪惡感沒有太大改變；它們通常是根植於深層的問題。

第 2 次花精複方：胡桃、松樹、冬青、楊柳、鳳仙花。

伯利恆之星	白楊		榆樹		金雀花	胡桃✔
甜栗花	松樹✔	野燕麥	忍冬		歐白芥	野薔薇
馬鞭草	冬青✔	葡萄藤	紅栗花		鳳仙花✔	楊柳✔
龍芽草	矢車菊	水蕨	菊苣		鐵線蓮	龍膽
橡樹	歐白芥	櫻桃李	酸蘋果		白栗花	欅木
橄欖	石楠	龍芽草	岩水		角樹	栗樹芽苞
鳳仙花✔	溝酸漿	岩薔薇	線球草		馬鞭草	水堇
落葉松						

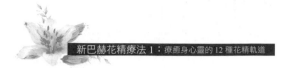

四個星期之後，我們預計會在面談中出現以下情形：不耐煩只有些微改善；然而罪惡感卻已完全消失。

第 3 次花精複方：冬青、矢車菊、鳳仙花、落葉松、龍膽。

伯利恆之星	白楊	榆樹	金雀花	胡桃
甜栗花	松樹	野燕麥	忍冬	歐白芥	野薔薇
馬鞭草	冬青 ✔	葡萄藤	紅栗花	鳳仙花 ✔	楊柳
龍芽草	矢車菊 ✔	水蕨	菊苣	鐵線蓮	龍膽 ✔
橡樹	歐白芥	櫻桃李	酸蘋果	白栗花	櫸木
橄欖	石楠	龍芽草	岩水	角樹	栗樹芽苞
鳳仙花 ✔	溝酸漿	岩薔薇	線球草	馬鞭草	水菫
落葉松 ✔					

八個星期以後，當事者的狀況看起來可能如此：此刻的他已經換了新工作，與預期相反，他居然適應自如。在此同時，他也明白一件事（由於使用了龍膽花精），他過去看待事物並不如自認的一般樂觀。他也不再那麼容易生氣了。仍然有待加強的是：無法對人說「不」。另外，自信心也還有加強的空間，不過急躁不耐煩的感覺消失了。

第 4 次花精複方：矢車菊、龍膽、落葉松。

伯利恆之星	白楊		榆樹		金雀花	胡桃
甜栗花	松樹	野燕麥	忍冬		歐白芥	野薔薇
馬鞭草	冬青	葡萄藤	紅栗花		鳳仙花	楊柳
龍芽草	矢車菊 ✔	水蕨	菊苣		鐵線蓮	龍膽 ✔
橡樹	歐白芥	櫻桃李	酸蘋果		白栗花	欅木
橄欖	石楠	龍芽草	岩水		角樹	栗樹芽苞
鳳仙花	溝酸漿	岩薔薇	線球草		馬鞭草	水堇
落葉松 ✔						

　　第四次花精複方不用進行太多監控，可以較長時間使用，因為它涵蓋了當事者內心最深層的情緒衝突。

B 花精的配法與用量

I. 慢性症狀的處方

　　從儲存瓶中各取花精三滴──假如是急救花精則取六滴──滴入三十毫升的空瓶內，加入少量酒精以方便保存（烈酒、白蘭地、燒酒或藥用酒精），再以礦泉水加滿整個瓶子。含鈣量高的水可能導致沉澱，因此，要特別注意水的礦物含量。水與酒精的比例大約為 3:1，如果是純度特別高的酒精則可少用一點。

　　兒童使用花精時，可以減少酒精含量，並且盡量經常配製新鮮的花精複方。對於有酒癮的人必須完全放棄添加酒精，寧可使用保存期限較短的花精複方。如同所有的大自然藥物，巴赫花精在任何情況下都不該

放到冰箱保存。同時要避免強烈電磁場與太陽直射。因此，不要把花精放在電視機或音響旁。

每天服用四次花精，每次二至四滴。第一次最好是在早晨空腹時服用，第二次在午飯前，第三次在晚餐前，第四次在就寢前。如果有必要，可一次服用更大劑量，或是增加服用次數。巴赫醫師寫道：「劑量沒那麼要緊，因為即使是大量的服用其中的任何一種花精，也不會造成些微的傷害——雖然實際上小劑量就已足夠。」[35]

如果患者突然本能地討厭服用花精，這表示此花精複方不再適用，應該要調整配方。同樣的，如果出現身體上或心理上的惡化現象，也要更改配方。同類療法當中的初始惡化現象，不會出現在巴赫花精療法上。當患者在某個時候不再感覺舒服，那是因為服用了巴赫花精後，患者已經有所變化，因此這個花精複方不再適用了。

II. 急症的處方

在緊急的情況下，從儲存瓶取兩滴花精（急救花精需四滴）加入一杯水中，讓病人每隔十五至三十分鐘啜飲一小口——在極端的情況下，每五分鐘就喝一小口。在特別緊急的時候，可以將急救花精不加稀釋，直接滴在病人舌下。根據我的經驗，在診所裡面病人出現虛脫時，我給他們配了循環系統的藥後，會馬上讓他們喝急救花精，因為它會迅速帶走同步出現的恐懼感。

外在花精也同樣適合放入水中稀釋服用。例如：榆樹花精，在考試前或比賽前，可將它加進水中，一口一口慢慢喝，可以防止腦袋突然一片空白。如果自信不足，可以給予落葉松花精，它可以和其他適用的花精一起，以常備藥的方式長時間服用。因為自信相關的問題通常都是深層的，所以在受到壓力的狀況之前，短時間服用通常無濟於事。

　　用水稀釋伯利恆之星花精，以杯水法服用。在受到驚嚇或失望時，可以馬上中止上述狀態，比以正常方式服用來得有效。然而，我們在這種情況下通常還是使用急救花精，因爲它包含了其他類型的急救花精，像是療癒驚恐慌亂的岩薔薇。

III. 其他形式的使用方法

1. 外用法——使用敷布與乳霜

　　巴赫花精的外用法有兩種形式，其一是「巴赫花精敷布法」，其二是「巴赫花精乳霜」。透過這兩種使用模式，我們也可以在身體地圖的皮膚反應區上直接使用巴赫花精[*]，好用來處理身體部位所表達出來的負面心靈狀態。外敷法是內服法的補充方式，在我們處理身體慢性不適時有其必要性，透過沉默反應區引起了此一不適症。[**]有時候我們觀察到，即使患者早已克服了那相對應的負面情緒狀態，但是基於身體的細胞記憶，我們還是會在此巴赫花精反應區上找到凹洞。[***]因此，必須直接處理這個皮膚反應區（Hautzone）。否則，此處的氣場凹洞無法閉合，由那些凹洞所引發的身體疼痛仍然會持續存在。

a）巴赫花精敷布

　　取出兩滴所需的花精，滴入盛有四分之一杯水的杯子裡，並將一塊布浸入水中，稍微擰乾後作成敷布。將敷布置於需處理的皮膚反應區約

---

[*]雖然這裡牽涉到「皮膚的外敷法」，但我們「只」療癒患者負面情緒所反應出來的身體部位，神經性皮炎或牛皮癬等皮膚病不能夠如此，青春痘亦然。

[**]沉默反應區是巴赫花精的皮膚反應區，此處雖然在能量上受到了干擾，但是當事人還沒有感受到任何的不適，使用氣場測試可以診斷出沉默的區塊。

[***]參考第222頁的案例。

十至十五分鐘。這個方法特別適用於處理急性身體不適症狀，多半只需短期處理此一皮膚反應區即可。

b）巴赫花精乳霜

如果有不同的皮膚反應區，需要各種不同的花精來做長時間的療癒，那麼使用巴赫花精乳霜是很實用的。很明顯地，乳霜的效力比花精敷布更持久；敷布停留在此一皮膚反應區多久，它的振動頻率就持續多久。使用乳霜時，只要皮膚能夠完全的吸收乳霜，花精的振動頻率就會持續存在，可能長達幾個小時，這取決於乳霜的濃稠度。

製作巴赫花精乳霜要以乳霜作為基底，此基底乳霜 * 可以慢慢滲透進入皮膚。透過乳霜在皮膚上所形成的薄膜，可以達到藥效的持久性。我們最多可以調入三種花精於基底乳霜當中，所需的花精劑量是：每十公克的乳霜放入兩滴花精，每天使用二至三次，塗抹於受到干擾的皮膚反應區上。

2. 巴赫花精外用法的禁忌

使用巴赫花精外用法有兩種禁忌：

❋ 不加稀釋地將花精原液塗抹在皮膚上

❋ 加入巴赫花精的藥妝產品

塗抹巴赫花精原液

巴赫花精於外用時，千萬不可使用原液。患者不得自行如此使用，即使治療師也不行。因為這會導致「轉移現象」（參考《新巴赫花精療法 2：反應情緒的身體地圖》）：患者的所有症狀，從輕微的情緒一直到身體的不適症，都可能藉由塗抹原液傳導到治療師的身上。如果是自行塗抹原

---

* 基底乳霜可以在Isotrop 郵購公司購得，Bad Camberg。

液，這些病狀可能出現在身體的其他部位，如此根本無法眞正有所助
益。但是，如果我們以敷布或是乳霜來稀釋巴赫花精，就不會出現這樣
的轉移問題，而效果一樣顯著。

加入巴赫花精的藥妝產品

市面上販售的巴赫花精藥妝產品，並不會標示所含的花精成份。
顧客們應該要知道，他服用的是什麼花精，以便排除「軌道效應」和「整
個花精軌道的效應」（同時服用整條軌道的三朵花精所引發的效應）。
對後者來說，無論內服或外用都會讓某個軌道中的三種花精碰在一起。
透過不經意的混用了花精，卻造成了整個軌道的效應，這可能會造成強
烈的反應，而這要歸咎於顧客們不深究自己所使用的花精產品內容。正
確的使用花精便不會發生這樣的狀況：因爲我們使用在外部皮膚上的花
精也一定就是那些我們內服的花精，所以不會出現混用的情況。

3. 酒癮患者的小藥瓶

因爲巴赫花精中含有酒精成份，因此，酒癮患者千萬不要內服花
精。改以將內服瓶帶在身上（例如：放在褲子口袋裡），就像礦石療癒
法（Therapie mit Edelstein）一般。爲了攜帶方便，我們只要使用十毫
升的小藥瓶就綽綽有餘了。在此要注意，每個複方花精（Mischung）都
得使用新的空瓶。

服用後的反應

I. 惡化反應

有些人在服用花精之後，立刻感覺輕鬆、自在。在敏感的人身上
更是如此。在他們身上，症狀迅速獲得改善。然而，通常在最初的幾周

內，進展速度緩慢，但卻持續有所進展；就算原來的疾病沒有立刻好轉，整體而言，會相對很快的感覺到有了改善，也會感覺有某種東西正在發生正面的作用。通常，當事者會注意到自己對於那些看似無法克服的問題，有了一種積極、正面的心態。

某些情況下則會發生不舒服的反應；生理症狀與心靈問題可能都加重了。某些情況下，當事者遭受了強烈的情緒波動，如果停止使用花精，這些不舒服的現象就會迅速的消退。因此，不需要懼怕這種惡化反應。這個反應表示當事者缺乏某個表層的花精（外部花精或是失調花精），必須加補進去。

我過去經常觀察到當事者在服用了矢車菊後，原有的罪惡感加深了。這是可以理解的，因爲給予病人溝通花精，會將他們推向失調的狀態。如果我們根據軌道來開立處方，就可以完全避免這種情形。自從我開始用這種方法展開工作之後，惡化反應已經很少發生了。

II. 人際困境

在療癒的過程中，病人有時會出現人際關係上的困難。因爲這些關係人在當事者服用了花精、行爲模式改變之後，直接受到連帶的影響。例如：矢車菊與葡萄藤的同伴關係，會無法像先前一般的運作：兩者之中較弱的那一方服用了矢車菊之後，葡萄藤同伴必須適應新的情況，無法再繼續他的權力遊戲。因爲矢車菊同伴現在展現了更強的意志力，他抵抗著外來的影響，並且拒絕繼續扮演別人的腳踏墊的角色。

剛開始，同伴對這種改變有負面的詮釋，經常會聽到當事者抱怨說：「我的另一半說我經過花精療癒後變得更糟了。我雖然知道自己走在正確的道路上，而且不再讓周遭的人利用我。即便如此，我還是會感覺非常不安。」

他周遭的人感受到所謂「變得更糟」表現在這些事情上：例如：另一半現在得自己擦靴子，不再能夠飯來張口、「啤酒」來伸手，而且必須放棄某些他過去習慣以犧牲他人爲代價所獲得的生活樂趣。

這一點很重要：不要僅僅開給病人花精，還要透過提供協助與建議，在他們的工作上支持他們。特別是面對職場的關係，我們必須小心翼翼的進行。因爲同事甚至老闆，多半無法理解這位好脾氣、又熱心助人的同事，突然出現「滑稽」的行爲？當事者不讓人繼續利用他，在這種情況下，導致其他人必須再尋找另一個「笨蛋」代替他。

在此，我們不應該忽略，這些人通常完全沒有意識到造就他們這種自我中心行爲的情況，很可能是隨著時間慢慢形成的。矢車菊類型的員工透過過度熱心助人的行爲模式，挑戰了其他人；由於他總是自願超時工作，而且一再強調：他不在乎下班時間得繼續待在辦公室裡，或偶爾在周末工作。因此，其他人把越來越多的事情推到他身上。可以想見他的工作夥伴們，對於這位同事的新行爲模式會有多麼震驚，特別是當這位同事一夕之間意識到自己長久以來被利用的嚴重程度；因此，在瞬間做出強烈的自我防衛。我親身經歷過一些案例，在極短時間之內，整個家庭或是辦公室鬧得人仰馬翻。一個治療師告訴我，他個案的兒子搬出了父母親的家，因爲在他父親服用了矢車菊幾個星期之後，有了強烈的意志力，使得兒子無法忍受。

關於與周遭他人的互動模式，矢車菊軌道扮演了重要的角色。根據我在我的臨床工作中的統計，矢車菊與松樹是最常使用到的花精。

自我療癒——可能性與限制

巴赫花精療法的簡易性與無害性，使它適合作爲日常小病痛、小不

適與一般預防各樣疾病的自我療癒的最理想良方。

I. 自我療癒的應用範例

　✽ 害怕考試

　✽ 上學／上幼稚園的第一天

　✽ 進入新的工作

　✽ 過勞的後果

　✽ 熬夜工作後的緊張勞累

　✽ 發怒後的後座力

　✽ 心靈受傷與受到驚嚇的結果

　✽ 失敗後的自責感

　✽ 急救花精所適用的所有症狀

　✽ 療癒動物與植物

II. 患部處理

　有六種花精在處理傷口時極具療效，而這六種花精會使用在以下的適應症部位，完全獨立於皮膚反應區之外：

伯利恆之星

　✽ 挫傷

　✽ 瘀青

　✽ 灼傷

　✽ 曬傷

榆樹

　✽ 過勞所致的肌肉或關節疼痛。

　✽ 舉物過重所致的背部或頸部疼痛。

❋ 遲發性肌肉痠痛（俗稱鐵腿。）

❋ 網球肘。

胡桃

❋ 切傷

❋ 開放性傷口

❋ 預防蟹足腫

❋ 療癒受到干擾的疤痕

金雀花

❋ 無法治癒的傷口

❋ 長期無法治癒的受傷後遺症

岩薔薇

❋ 破壞細胞組織之重傷

❋ 嚴重挫傷至骨的傷，疼痛至極

❋ 骨折

白楊

❋ 接觸過玄學、神祕物件之後產生的恐懼

　　大部分使用方法為：以巴赫花精乳霜療癒受傷後遺症的同時，也以敷布處理急性患部。同時，服用同一花精複方，大概十五分鐘至半小時啜一小口。請注意，不要將花精塗抹在開放性傷口上，這種情況建議只先內服，直到傷口閉合後，再以乳霜和敷布處理。

　　「處理傷處的花精」可以彼此混合使用，針對嚴重開放性的傷口，建議混合以下三種花精：伯利恆之星（為受傷處的復原）、金雀花（使傷處加速癒合）與胡桃（避免留下瘡疤）。

III. 市面上的花精複方

不同花精書籍的作者們，一再推崇市面上的各種巴赫花精複方，例如應用在：失眠障礙、愛別離苦、更年期不適或憂鬱症等等。但是，除了急救花精（Rescue Remedy）這帖市面上的花精複方以外，對患者而言，不應期待其他的花精複方會有眞正的用處。

長時間服用巴赫花精會引起軌道效應，也就是說，長期服用位於深層的花精（例如矢車菊）會強化其上方的花精症狀（以此狀況爲例：多青或松樹）。

根據這樣的理論，市面上的花精複方唯有針對緊急的狀況才有意義。在這種情況下，負面的情緒狀態是如此的明顯，讓人可以馬上開立相應的花精。而上面所提到的不適症，大部分都是慢性問題。他們必須根據「從上到下」的療癒順序來考慮療癒的層次，才可能成功的處理這些困難。

IV. 急救花精

巴赫急救花精是巴赫花精複方中最有名的處方，也是巴赫醫師所發展出來的首要急救花精（Erste-Hilfe-Tropfen）。

急救花精由下列巴赫花精組成：

❋ 伯利恆之星
❋ 櫻桃李
❋ 岩薔薇
❋ 鳳仙花
❋ 鐵線蓮

巴赫醫師針對這個複方的使用範圍做了說明：

「在每個突發的、或大或小的不尋常事件：在極度憂愁、劇烈的痛苦、接到不預期的噩耗、極度的喜悅、意外發生之後、燒傷，或者只是手指切傷，諸如此類。」[36]

巴赫醫師建議在這些情況下以杯水法服用此一急救花精，「患者一開始必須少量地一口一口地啜飲花精藥劑，直到他平靜下來。之後有必要時，每十五分鐘、半小時或一小時服用即可。」[37]

在今日，此帖花精複方被建議使用在所有可能或不可能的情境下，例如：「當一個人面臨下面的情境：看牙醫、離婚日、工作面試、考駕照或手術。」[*]

看牙醫時或動手術前的恐懼感，牽涉到一個人對具體可命名的事物產生的恐懼，在這些案例上，我們要開立溝酸漿。但是這朵花並不在急救花精之內，因此，急救複方也不見得能夠幫助所有病患。

離婚的狀況並不能讓我們明確的知道要使用哪種特定的巴赫花精，因為我們必須要個別釐清當事者在此情況下所遭遇的困難。

工作面試跟考駕照通常是與害怕無法通過考試有關（缺乏自信）。在很多情況下，也會出現一種急性的過度負荷（榆樹）。

巴赫醫生為了因應緊急的狀況而研發了急救花精，但它並不是拿來長期服用的。長期服用反而會導致不舒服的反應，這些反應通常與這些「無害的」急救花精毫不相干。真正的原因在於，服用了這些代表底層情緒狀態的花精之後，強化了位於其上方的花精症狀。

岩薔薇和櫻桃李同時屬於一個花精軌道，如果這兩朵花在個案處於

---

[*]《巴赫花精療癒》（*Bach Bluetentherapie*），Mechthild Scheffer， Heinrich Hugendubel出版社，慕尼黑，1981年，263頁。

龍芽草狀態時長期服用，會強化「夾在中間」的龍芽草。經常出現的後果是：睡前的騷動不安、難以入眠、淺眠、遇到極小的聲音都會驚醒、或是做難受的噩夢。如果當事者身上出現歐白芥的症狀，透過長期服用鐵線蓮與鳳仙花會變得更加強烈，甚至導致悶悶不樂與憂鬱狀態。

櫻桃李	歐白芥
龍芽草	**鳳仙花**
岩薔薇	**鐵線蓮**

如果服用急救花精再加上其他的花精，很可能導致同一個花精軌道當中的三朵花同時出現，這會有些危險，在這些相互關係中要注意，急救乳霜中除了上述的五種花精之外還有酸蘋果的成分在內。

如果服用巴赫花精的患者突然面臨到某個緊急情況，而的確需要使用急救花精時，他必須馬上停止使用自己的個人花精複方，稍作休息，直到不再需要服用急救花精為止。

結論

巴赫醫生研發的急救花精，不是為了長期使用，而是做為「首要協助滴劑」，幫助我們應付那些不尋常的狀態。在危及生命的狀況之下，在醫生來到之前，它們是非常有用的首要協助措施。但是它們沒有辦法替代治療師，也無法替代療癒本身。

V. 疾病的預防

巴赫醫師加以補充道：「情緒帶我們找到療癒疾病的方法，情緒也可以作為是威脅性病痛的早期預警，給予我們機會，使攻擊癱緩下

來。」

例如小湯米從學校回到家裡，不尋常地疲累、昏昏欲睡、煩躁不安，想要得到關注，或許也想要獨自安靜一下等等。我們有時候會說他很不像是「他自己」。這時候，也許好鄰居會過來，告訴他說：「你快感冒嘍！要好好照顧自己喔！」但是，為什麼要照顧自己？如果根據情緒狀況來療癒小湯米，他也許很快就不再是「那個不太像他自己」的人，而是那個「舊有的自己」。因為威脅著他的疾病，無論是何種疾病，不會因此爆發出來；或是，當疾病爆發時，也會以較輕的形式，讓人幾乎察覺不出來。

這對我們所有的人都適用：「幾乎在所有的身體病痛發作之前，都有一段時間，我們會感到不怎麼對勁或有些疲憊。在這個時間點，我們有必要處理這個狀態，讓我們再度恢復元氣，阻止更嚴重的事情發生。」[38]

VI. 自我療癒的限制

只有在出現急性的日常不適症和輕微症狀，可以使用巴赫花精來進行自我療癒。因為所需要的花精——以及他們相對應的部分——通常是清楚明白的。至於慢性疾病的療癒，面對面交談的診斷有其強制性的必要，其中一個理由是，沒有任何一個人可以客觀地面對自己；另外一方面是，那些導致不適症的心靈因素是多面向的，也因此只能透過認真負責的查問病史，才能夠做出正確的診斷。

範例

女病人，五十四歲，抱怨手臂長年以來癱麻無感的問題。在問診時，她表示自己在若干年前曾感到心灰意冷（野薔薇），但她早已克服、

也忘卻了這段艱難的階段。此後，再也沒有出現這種心灰意冷的感覺。但是透過氣場測試，我發現到在頸項第七塊頸椎骨的野薔薇皮膚反應區處，有個凹洞，所以就在她已經含有野薔薇花精的複方中，再開立了野薔薇乳霜，讓她一天三次塗抹在頸項部位的反應區。結果，手臂長期的麻痺無感，就在六個星期內徹底地消失了。

上面的例子詳細說明了自我療癒的限制，這位女病患自己絕不會想到，事隔多年的心灰意冷感居然是手臂長年癱麻無感的起因。尤其是她說過，她在事過境遷後不曾再感到心灰意冷。如果她嘗試為自己作診斷，想必一定會忽略掉這一朵花。

再來，我們從這個實際案例可以看到巴赫花精皮膚反應區的重要性，一方面對皮膚反應區作的測試，可以確保診斷的正確性；另一方面，反應區也正是「療癒部位」。我們經常觀察到，「心靈上已經超越了的」負面情緒狀態雖然已經不再折磨病患，但是依然以「訊息」的形式存在於此相對應的皮膚反應區，並由此引發各式各樣的身體疼痛。這一種沉默的反應區只能透過氣場測試來加以診斷，而且無法自行操作。同樣地，也適合用於做為確定療癒的輔助方式。在此，我們唯一適用的診斷方法是基於共振效應（Resonanzeffekt），被測試者的氣場透過此共振效應散發出某些東西，這也只有與他面對面的人可以感知得到。

自我診斷長期不適症必定失敗，這是因為：

❋ 無法自行認出所有所需的花朵。

❋ 無法自行藉由氣場測試來確定「症狀」。

在一個人嘗試為自己調配花精，處理身體的不適症狀之前，應該先透過醫師或治療師釐清狀況。因為在無關緊要的症狀背後，也可能隱藏著嚴重的疾病。疼痛是身體的警鈴，一旦知道疼痛的起因，應該要盡快優先處理。

在療癒明顯的病症時，我們毫無疑問地可以將巴赫花精療法與每一種其他的療癒形式加以結合。其他藥物的作用，即使是高勢能的同類療法製劑也不會有所妨礙。

嚴重的心靈問題則該交給資深的治療師，我們警告嘗試自我療癒的人不要輕率而行，因為這些情況需要多年的經驗和縝密、細膩的心思。

VII. 自由意志

自由意志意味著，人類擁有自由選擇的權利。完全出於自身，不受制於外在的控制，自行決定自己行動的權利。我們每個人都有權利去形塑自己想要過的生活，一個人可以、也應該使用自由意志來決定他想做和不想做的事情。他根據自己、透過行動所經驗到的結果，去推斷他的行動是否恰當、是好或是不好。例如：有一個人在大熱天吃個美味可口的冰淇淋，他經驗到此事的美好，就算稱不上是幸福，他也會對他的行動感到滿足。反之，如果他在掛一幅圖時，用槌子敲到了自己的手指，除了感到疼痛，也會開始考慮怎樣做可以更好。

針對自由意志的重要性，巴赫醫師如此寫道：「**我們唯一僅有的責任在於：跟隨我們的良心給予的誡命，絕不容許其他人片刻地加以操控。每個人都該知道，他的靈魂已經為自己應許了一項特定的使命，只要他沒去完成這項使命──即使他不曾意識到──這都會無可避免地造成靈魂與人格間的衝突，衝突終將以身體受到干擾的形式打擊他。」**[39]

巴赫醫師在此描述得如此的貼切，絕不能容忍一個人干預他人的自由意志。遺憾的是，某些巴赫花精書籍如此大肆宣傳：「克里斯汀娜（十八歲），她待在美國的期間落入了異端的魔掌。回家之後，嘗試著對她的兄弟姊妹、親朋好友傳教。她固執己見到已經無人能忍的地步。此時，這個女孩也開始越來越常抱怨背部疼痛、關節疼痛和頸部僵硬的

問題。但是根據她的原則是：不可以服用藥物。這當然是此教派的規定，根據教理，他們認為只有祈禱能幫助人。

她的案例顯示，巴赫花精療癒不是安慰效應，而有實質的作用。因為克里斯汀娜的母親在她不知情的狀況下，在她的麥片、茶、湯裡面，偷偷地加入了花精……而她從來沒發現自己正在接受花精療癒。」[40]

從這個負面的案例我們可以清楚看到，克里斯汀娜的自由意志受到了干預。由於克里斯汀娜被祕密餵食了花精；因此，她被剝奪了經歷事件的可能性，也因此失去了一個「學習的機會」：她無法經驗到當自己改變了對生命的觀點，那因為頑固而導致的背痛便消失無蹤了。我們還能預設，軌道效應和療癒層面效應可能在她長期服用花精時產生，而對她造成傷害。除了這點之外，克里斯汀娜對背痛能迅速消除，肯定會感到吃驚不已。如果母親沒告訴她偷放花精一事，她更會堅信，是她的信仰釋放了她的疼痛。然而事實上並非如此，但是，克里斯汀娜無法另有他想。

此外，這女孩的宗教價值被母親和治療師全然地輕視，行為上甚至徹底地違反她的信仰信念（不可服用藥物）。這樣的負面案例反而會導致更多問題，所以這樣的行為不應該贊同，更不該被容忍。

不經談話就進行巴赫花精療癒本身，是干涉他人的自由意志。若治療師想要給病患開立巴赫花精的處方簽，就必須向患者解釋，這些花精會影響心靈狀態，唯有在當事者同意之下，才可以服用花精。

我的臨床案例

有一病患在我這裡長時間接受巴赫花精療癒，某天他必須去參加考試，也成功通過了考試，兩個禮拜後他來看後續的門診，並親口告訴我：**「口試的部分很好，我滿驚訝自己居然如此冷靜。我一度感到不安，認**

為自己是不是出了問題。之後，我就想起，我服用了巴赫花精，於是再度冷靜下來。」

我就問我自己，如果他妻子偷偷混藥給他服用但沒告訴他，會發生什麼事？會不會他在考試時就失常了呢？

VIII. 療癒動物

動物對巴赫花精療法有特別良好的反應。由於動物無法透過語言進行交流，我們只能依賴觀察，這需要相當多的同理與聯想推論能力。

例如：有一隻狗，在牠的小主人擁有了第二隻狗之後，突然發瘋了；我們猜測原因在於嫉妒。在這個案例上，我們應當考慮使用冬青。當這隻狗被鄰居的貓抓傷之後，茶飯不思，我們考慮使用伯利恆之星，幫牠克服驚嚇。當牠看到體型基本上比牠小的狗時，居然還會夾緊自己尾巴，我們就要給予落葉松加強牠的自信。

療癒案例

有一隻鸚鵡，只要有人靠近，就大聲尖叫地躲到鳥籠最遠的角落，在服用了岩薔薇之後，牠不再驚慌失措，甚至可以與人接近。

我的同事告訴過我：「有個女病人在我這裡療癒了一段時間，我觀察到每次她進到診間時，手臂上都有抓痕，我問她妳的手怎麼了？她回答說她的雄貓菲力克，經常抓她咬她，但這一切都發生在她撫摸過另一隻母貓、又去觸碰牠之後。當情況平息下來，牠又變成最討人喜愛的雄貓菲力克，她也完全無法再兇牠。女士又繼續說下去……。如果雄貓菲力克不是被主人第一個撫摸，牠就會很明顯的感到嫉妒，牠的反應是攻擊並抓傷女主人的手，稍後牠很明顯的感覺到有罪惡感，想要用溫柔的行為彌補過失。

這位女士得到的建議是，將冬青與松樹花精加到雄貓每天喝的牛奶當中，一個禮拜之後，她滿懷喜悅的進到我的診間，她說：「菲力克完全改變了，服用花精的第二天，就出現了轉變。」她高興的把手指給治療師看說：「我的那隻雄貓，再也沒有表現攻擊性了；相反的，現在牠不再需要我的撫摸了。菲力克現在從牠溫柔照顧下的母貓身上，獲得了愛撫。」

由於對動物進行療癒的先決條件是，要先擁有巴赫花精療癒的一些經驗，因此，我建議，在第一次嘗試療癒時，最簡單的方法是給予幾滴急救花精。大部分的緊急問題，都是由於外部的影響所造成的，因此，急救花精作為通用急救藥方很少會沒有成效。

「動物性格上的缺陷」有點難以療癒。有趣的事實是：動物與牠們的主人經常會需要相同的花朵，因為動物模仿了人類；很明顯的牠們接收了主人的習氣。

IX. 療癒植物

植物對巴赫花精療法也很有反應，我們可以從儲存瓶取一兩滴花精，直接滴到澆花的水中。

自從二十世紀六零年代著名的貝克斯特實驗（Backster-Versuchen）在學術上證明了：植物的確也具有情感。*植物比動物更無法與人類溝通，因此，我們完全要依賴推測進行診斷，單單從凋落的花朵、或變成褐色、垂垂將落的樹葉，我們可以知道，這棵植物一定生病了。如果這些問題是在移植之後出現，我們可以給予胡桃花精，幫它適應新的開

---

*《植物的祕密生活》（*Das geheime Leben der Pflanzen*），Peter Tompkins/Christoper Bird Fischer TB

始，或給予伯利恆之星，療癒移植時受到的驚嚇。當它無法適應新環境的時候，也可以考慮使用忍冬，處理可能出現的思鄉病。

有些植物會感覺「受到冷落」，是因爲它們被移植到新址後，不再處於中心位置，因此得到較少關注；這時候我們選擇石楠，作爲它的花藥。如果問題是：人們忘記給植物澆水，那就需要給予伯利恆之星花精療癒驚嚇；也可能考慮使用岩薔薇，療癒可能有的死亡恐懼。如果植物仍然無法復原，可以選擇野薔薇，療癒它的放棄心態。

療癒案例

有一棵鵝掌柴從陽臺門邊被移植到一扇大窗戶旁邊，換了新的位置之後，它開始掉葉子。同時，窗臺旁的一棵毬蘭也開始掉葉子，兩棵植物都顯得毫無生氣；我的太太早就對它們不抱希望了，我給了鵝掌柴冬青花精，因爲它很明顯的嫉妒毬蘭能夠擁有窗旁的位置。而毬蘭得到石楠花精，鵝掌柴的侵略性舉動顯然傷了它的心，很可能毬蘭出於純然的自憐而掉葉子；兩棵植物都在短短的幾天內恢復生機。

有個同事寫信給我，提到了下面兩個案例：「當我的診所開張時，有人送我一棵棕櫚，它看來十分健康、神采奕奕，但是過了一陣子，這株棕櫚變得憔悴不堪，樹葉也開始枯萎，樹葉看起來好似從外向裡變得灰暗、枯黃。我到一家花店尋求諮詢，問我是否做錯了什麼，害了這棵植物，但答案是否定的。之後，我將三滴胡桃花精放入澆樹的水中，爲了加速它適應新環境，棕櫚樹在短時間內恢復健康，現在看起來就像第一天一樣，閃耀著它的光彩。

在一家美容院裡，擺了一棵漂亮的荷荷巴棕櫚樹，所有看到它的人都對它讚嘆有加。然而，就在另一棵樹被擺到它前方時，這棵荷荷巴棕櫚樹再無法讓人第一眼就關注到，於是它的樹葉瞬間開始凋零。當我們

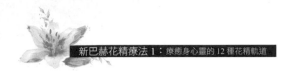

再度把它擺到前方，它又復原了。我們做了以下的實驗：將它又擺到其他植物的後方，這次將冬青與石楠放入澆灌它的水中，這一次這棵樹沒有像第一次一樣，出現任何負面反應。從那刻起直到今天，它都還保持過去生氣盎然的老樣子，雖然它被放到後方的位置上。」

　　要能夠對花精有更細緻的區分，其前提是：常常練習使用巴赫花精，再加上一些直覺。因此，我建議在最初做嘗試時，也與療癒動物一樣，可以先使用急救花精。

CHAPTER 9

未來新展望

　　使用花精於人體皮膚反應區──如同我們在前言所引述的一般──是第二冊的主題，但它們也不是唯一延伸出來的療癒方法，能夠保證成功使用巴赫花精的可能性看來相當多；目前，我使用的新療法只是為此開了一扇小門，我還不知道這扇門的背後有多少堂妙之處，正等著我去發現。我們無法臆測使用這些花朵還可以做多少事情，但有一點是確定的，那就是新的使用方法全都以軌道為基礎，而我們也都透過軌道來進行評估。

柯磊墨，1988 年秋天

新展望帶來的經驗

　　由英國的巴赫醫師所發現的巴赫花精，堪稱為「醫學界的新里程碑」。他本人堅信，他為人類的每一個負面心靈狀態找到相對應的花藥。但是直到當今，還沒有確切的跡象、甚至論證可以支持這個說法。然而意想不到的是，由柯磊墨醫師所發現的巴赫花精皮膚反應區，改變了這種情勢，他完成了一份兩百四十三個「皮膚反應區」的身體地圖，這些反應區完整的覆蓋整個人體。如果除了這三十八朵花精以外，我們還需要任何其他花精，那麼在巴赫花精皮膚反應區的身體地圖上，勢必會留下空白的部位好放入這些花精，然而事實上情況並非如此。

　　巴赫醫師強調，在每個人身上都有可能找到這些負面的心靈狀態，不分性別、年齡、文化、種族、宗教、教育程度、社會地位以及時代。基於這個理由，我們今天才稱這些花朵是「巴赫原型」（Bach'schenArchetypen）。

　　「Archetyp」這個概念出於希臘文，意味著「原初的圖象」和「原初的型式」。通常與榮格（Carl Gustav Jung）以及他所描述的夢境圖象

有關。在「巴赫原型」以及「榮格原型」之間，毫無療癒上的相關性，榮格所談的是夢境圖象與其詮釋，巴赫醫師談的則是負面心靈狀態，比方每個人都知道的：嫉妒、羨慕、不耐煩、缺乏自信、罪惡感等等。

根據柯磊墨自然療法醫師對巴赫花精皮膚反應區的研究，確立了巴赫醫師所描述的心靈構念確實與原型相關。他成功地證明每一個原型在其他療癒層面上，也有直接的對應性。爲了簡化「巴赫原型」的專業術語，我們就直接用花朵的名稱來代表這些原型。

我本人稱柯磊墨醫師所發現的新巴赫花精療法爲「自然療法的里程碑」。柯磊墨於 1987 年五月十七日發現了第一個皮膚反應區，這些皮膚反應區的絕妙之處在於，「診斷之處即爲療癒之所」，我想要藉由療癒和診斷形式來加以說明。

在虹膜診斷時，爲了洞察病人的體質，治療師會注視病患的眼睛，並開立口服藥方，用來幫助和支持相對應的器官。中醫可以透過舌頭或是脈搏診斷，得知哪條經絡處於陰或陽的狀態，隨即透過針灸、中草藥，以及調整飲食，進行療癒，好讓他的氣血再度和諧運行。學院派的西醫透過抽血以及對此血液的檢測，來推斷病人器官的狀態，由此找出合適的療法。

巴赫花精療法不只可以透過巴赫花精皮膚反應區清楚得知某人是否有負面心理的狀態，也能得知這個狀態的強弱程度。一位資深的治療師很容易能感知到這一切，而被測試出的受干擾皮膚反應區，就可以直接在該處加以療癒，讓病患所抱怨的不適狀態，如同「白雪在陽光照射下消失一般」，這是巴赫醫師喜歡說的一句話。

透過發現巴赫花精皮膚反應區，柯磊墨醫師也確立了在其他療癒層面上有這三十八種「巴赫原型」：歸屬於這些花朵的精油與礦石，它們既不相似也不類似，卻直接與「巴赫原型」有直接的相對應性。擁有高

敏感度的人，可以驗證這種歸類的正確性。

柯磊墨醫師對巴赫醫師所操作的巴赫花精療法，有以下三點基本的創新：

1. 巴赫花朵之間的相關性，即所謂的巴赫花精軌道，而此巴赫花精軌道又與中醫的經絡相關。

2. 巴赫花精皮膚反應區。

3. 巴赫花精療法的補充療法：透過「巴赫原型」的相對應療癒層次；精油與礦石。

巴赫醫師的作品並沒有因此受到任何的更動，而其療癒的座右銘：「治人不治病，治本不治標」，依然堅持如故。關於這點，還有一點要加定補充：「在療癒層面上，處理那些已顯現出來的負面心靈狀態，需要以與其產生的相反順序加以療癒。」

2017 年夏天，海滿恩

附錄一

情緒症狀的索引

許多花朵所代表的情緒症狀看起來十分相似，這增加了我們尋找花朵的難度。為了找到眾花更好的定位，我們按照德文字母順序，在下列章節中列舉出行為模式與情緒狀態，並描述每一朵花專屬的細節，讓大家更容易找到所需的花朵。

糾纏

菊苣：我經常不請自來地提出建議，勉強他人按我所想的方式接受我的幫助。

石楠：我一開口便滔滔不絕；但我只談論我自己。

馬鞭草：我經常滔滔不絕地談論我感興趣的議題。

岩水：當我覺得某事有違倫理道德時，我會加以干涉。

孤獨

龍芽草：我尋求其他人的陪伴（社交），以分散我對自己問題的注意力。

石楠：我無法獨處，因此強烈地抓著人不放。

鳳仙花：我寧可獨自工作；別人跟不上我工作的速度。

水堇：我是獨行俠，過退隱的生活，避免社交活動。

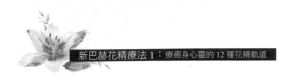

恐懼

白楊：我受苦於模糊的恐懼感，常預感會發生不祥之事。處於暗處使我心生恐懼。

櫻桃李：我害怕發狂、崩潰以及失去控制。

酸蘋果：我害怕受到污染，對髒污和身體分泌物感到噁心。

龍膽：我害怕未來的財務不足以讓我存活。

落葉松：我有預期性焦慮、考試焦慮和對失敗的恐懼。

溝酸漿：我受苦於對具體事物的恐懼感，例如：水、暴風雨、宵小入侵、狗。

紅栗花：我經常為其他的人擔心受怕，我的思慮總是繞著這些人的福祉打轉。

岩薔薇：我受苦於飛行恐懼症。害怕搭電梯，我總是爬樓梯。

緊繃

龍芽草：白天一整天，我都能保持冷靜，一到夜裡我的內心躁動不安，飽受折磨。

櫻桃李：為了不讓自己失去控制，我的內心經常很緊繃。

鳳仙花：我長期因為不耐煩而感到緊繃，對我來說，一切都不夠快。

橡樹：我的身體緊繃僵硬，因為我總是沒理會自己已經到了谷底。

岩水：我很沮喪，因為我死命地堅持某些道德觀念。

馬鞭草：我經常過度熱情，無法放鬆。

缺乏動力

栗樹芽苞：我經常拖延，不去作那些令人感到不愉快的事情。

鐵線蓮：我喜歡夢幻，對外在世界不怎麼感興趣。

角樹：我持續性地感到疲累，很難振作起來。

橄欖：我的身體與心理，徹底地疲憊。

歐白芥：我此時此刻感到憂鬱，缺乏任何動力。

野燕麥：我對所有的事都不感興趣，實在提不起勁兒做任何事，也
　　　　經常感到無聊。

野薔薇：我的內心舉白旗投降，哀莫大於心死，一切對我而言都無
　　　　所謂了。

憤怒

櫸木：我很容易看到別人的錯誤，很生氣他們幹的蠢事。

冬青：我很容易生氣，任何小事情都會惹火我。

鳳仙花：當我必須要等待時，我就感到要命的憤怒。我就是很沒耐
　　　　心。

馬鞭草：我一旦沒能完成為自己設下的高標時，就會對自己生氣。

水菫：憤怒有失我的尊嚴，因此我隱退。

楊柳：我經常把憤怒吞嚥下去，但卻很難忘記。

傲慢（參考優越感）

受影響

龍芽草：為了轉移注意力，我會去參與任事物，只要能不去想到自
　　　　己的問題。

矢車菊：意志力薄弱，我不會拒絕人，很容易受人影響。

水蕨：我很容易受影響，因為我有不確定感，不信賴自己的看法。

冬青：我會很快發火，因此容易受到激怒。

落葉松：我自認無能，因此很容易因缺乏自信而受人左右。

胡桃：我在新階段開始前會缺乏穩定感，不敢踏出最後一步。

熱忱

馬鞭草：我熱情洋溢，也往往過於熱忱。

野燕麥：我還在找尋；沒有一件事是真正令我感興趣的，我經常感到無聊。

控制

櫻桃李：我經常害怕自己會失去控制，因此強烈地監控著自己。

冬青：我容易失去控制，很快就發怒；我很容易被刺激。

鳳仙花：如果事情進行緩慢，我的反應就會生氣。

葡萄藤：如果事情沒能按照我的意思進行，我便完全無法控制自己，大吼大叫、咆哮不已。

憂鬱（參考悲傷）

實踐力

矢車菊：為了美好和諧的緣故，我寧可讓步。我的意志力薄弱，無法貫徹自己的意圖。

菊苣：我擁有外交談判手腕，傾向於利用情緒勒索。

鳳仙花：我要很迅速地處理好一切，並常常出於不耐煩而做出過激的反應。

馬鞭草：我試圖用發光發熱的演講說服別人，並經常表現出傳教士般的熱情。

葡萄藤：我無情地使用強權貫徹我的意志，並在必要時以後果威脅他人。

本位主義

菊苣：我強迫別人接受我的幫助，並試圖將其他人置於我的影響力之下。

石楠：我是個完全以自我為中心的人；所思所想都只繞著我自己這個人。

葡萄藤：我不考慮別人，做事毫無忌憚，完全不妥協地執行我的想法。

水菫：我以自己為傲，認為自己很獨特，和一般群眾有距離。

楊柳：我自認受到命運不公的對待，並且在痛苦中受到嚴格考驗。

企圖心

酸蘋果：我對自己和其他的人有極高度的期許。

馬鞭草：我對自己設下最高的期許，對於我所達到的成就從未感到滿意過。

水菫：我想要鶴立雞群，並且傾向於傲慢自大。

嫉妒

冬青：我很容易嫉妒，也羨慕別人。

寂寞

菊苣：我要所愛的人留在我身旁，否則我會感到寂寞。

石楠：我無法獨處，因此強烈地抓著人不放。

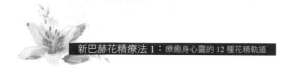

水堇：即使是有人群的陪伴，我仍感到寂寞。

噁心

酸蘋果：我對氣味很敏感，尤其對身體分泌物感到噁心，例如：汗
水。

做決定

水蕨：我缺乏信心，作決定時需要有其他人表示贊同。

線球草：我往往很難在二者中擇其一，常常被左右拉扯。

野燕麥：我幾乎失去方向，經常不知道應該如何開始。

胡桃：在新開始的階段，我的反應是沒有把握，沒有能力去做決定。

疲憊

矢車菊：有別人在場時，我經常覺得能量被吸乾了。

角樹：在用腦過多、認真研究與夜間研讀等等之後，我感到疲憊與
疲勞。

橡樹：我走到了最低點，即使精疲力竭，我還是繼續工作下去。

橄欖：我身心俱疲，油盡燈枯了。

野薔薇：我聽天由命了，因此力氣全無。

犯錯

栗樹芽苞：我很粗心，做事應付表面，經常犯同樣的錯誤。

鐵線蓮：我心不在焉，時常因為漫不經心而犯錯。

矢車菊：我一再掉入同樣的羅網，因為我無法說不。

鳳仙花：我手邊的一切事情都必須迅速進行，常常因此「快」中有

錯。

馬鞭草：由於過度熱情，我經常耗費精力。

害怕（參考恐懼）

念頭與思想

栗樹芽苞：我的思想總是快兩步，工作因而分心了。

鐵線蓮：我是個做白日夢的人，常常迷失在想像與未來的願望當中。

龍膽：我是個悲觀主義者，傾向於憂愁的思慮。

松樹：我受苦於折磨人的想法，並在與自己的對話中不斷道歉。

馬鞭草：我經常自言自語，想像以我的想法說服別人。

白栗花：我無法關掉自己的念頭，它們在腦中盤旋不已。

思考的內容

菊苣：我經常操心別人。

龍膽：我擔心有的、沒有的事情（未來、維生的經濟狀況等等）。

石楠：我思考的內容繞著我個人轉。

忍冬：我喜歡沉醉在過去。

伯利恆之星：我總是想著過去令人不快的事物、過去的煩惱與痛苦。

談話

石楠：我很難傾聽他人，因為我想把注意力轉移到自己身上。

鳳仙花：我常因為缺乏耐心聆聽別人而插話。

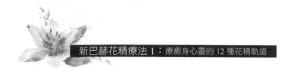

馬鞭草：我想要說服別人，所以常搶話題。

良心不安

松樹：當我做錯了某些事情，我會良心不安，自責不已。

思鄉病

忍冬：我會很快罹患思鄉病，有時甚至是在度假的時候。

控制慾

葡萄藤：我不顧一切地用強權執行任務，有時甚至稱得上是蠻橫。

失去希望

龍膽：我一開始就很懷疑，不久就接著氣餒。

金雀花：我不抱希望，不相信有任何人能夠幫助我。

甜栗花：我完全絕望，完全走到盡頭；山窮水盡，一切看來都沒有
意義了。

野薔薇：我聽天由命，內心舉白旗投降了。

疑心病

石楠：我常想自己的健康是否出問題，經常懷疑自己是否罹病。

不寬容

櫸木：我很不寬容，嘮嘮叨叨，責備並取笑他人。

鳳仙花：當別人動作比我慢，會嚴重地惹惱我。

岩水：我無法寬容地面對其他的想法與世界觀。

馬鞭草：我企圖說服他人，很難接受他人的看法。

水菫：我自認是比較優秀的人，無法跟一般的大眾相處，平庸有失
　　　我的尊嚴。

注意力不集中

鐵線蓮：我常做白日夢，活在自己的想像世界裡。

栗樹芽苞：我的思想總是快兩步，常因太快而犯錯。

忍冬：我多半活在過去，對於此時此刻缺乏興趣。

角樹：我經常感到疲倦，而且無法集中精神。

橄欖：我徹底地精疲力盡，感覺累壞了。

野燕麥：有這麼多的可能性，對我而言很難集中注意力在一件事
　　　　上。

白栗花：我的頭腦無法關機，被煩人的想法分散了注意力。

批判（參考指責）

煩惱

龍芽草：轉移注意力讓我克服煩惱。

石楠：我傾向於自憐；哭訴並且大聲痛哭。

岩水：我不對外顯露自己的煩惱，這是我的教養。

伯利恆之星：我直到現在還沒有處理好這事情，因為我一想到此事
　　　　　　總還是心痛。

失去勇氣

榆樹：我此刻覺得被過度要求，目前無法勝任我的任務。

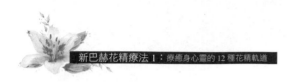

龍膽：我很容易感到氣餒，不相信自己還可能成功。

金雀花：我徹徹底底失去勇氣，因爲經歷了過多的打擊。

落葉松：我認爲自己就是沒有能力，其他人在一切事上都比我好太多。

伯利恆之星：我心靈受創後（例如：親人過世），變得膽怯了。

甜栗花：我徹底絕望了，擔心自己因痛苦而心碎。

野薔薇：我聽天由命，投降了。

粗心大意

栗樹芽苞：原則上，我會把令人不愉快的事情盡可能地往後拖延。

鐵線蓮：我注意力不集中，而且粗心大意，因爲我時常自顧自地作夢。

石楠：爲了引起注意，我故意搞得亂七八糟，好讓大家把目光放在我身上。

角樹：我因爲疲累與沒有力氣而粗心大意，這一向不是我的作風。

歐白芥：在我憂鬱的階段，內心空虛的感受讓我粗心忘事。

橄欖：我的身體與心理徹底耗竭，因此根本沒有能力做許多事。

水堇：我覺得自己已經超越那些既有的秩序（「天才縱觀一切事物」）。

野燕麥：我眼前沒有具體的目標，因此也不做努力。

野薔薇：我聽天由命，隨波逐流，任何事對我而言都可有可無。

羨慕

冬青：我常豔羨他人。

楊柳：我自覺是受害者，因此常羨慕別人。

沮喪消沉（參考悲傷）

樂觀主義

龍芽草：我扮演樂觀主義者的角色，內心卻被擔心憂慮所折磨。

完美主義

矢車菊：我盡可能地把所有的事情做好，為了讓別人能夠滿意。

酸蘋果：我必須很仔細地做每一件事，否則我會覺得自己不乾淨。

岩水：我是個理想主義者，並企圖成為其他人的表率。

馬鞭草：對於自己感到有興趣的事物，我會熱情地做到完美的境界，幾乎不曾對自己的成果感到滿意。

悲觀主義

龍膽：我是個悲觀主義者，對所有的事情都抱持著懷疑。

金雀花：經過那麼多的打擊後，我已經不再相信成功了。

困難

龍芽草：我時常擺出快樂的表相，不對人承認自己的困難。

水蕨：一旦出現困難，我總是向人請益。

龍膽：我是悲觀主義者，放眼看到的盡是困難。

石楠：在我有困難時，我需要有人可以哭訴。

葡萄藤：我時常獨自一人全權解決困難，不需要別人幫忙。

水堇：我從不請求幫忙，如此才不需要去道謝。

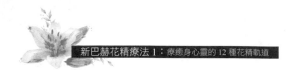

原則

岩水：即使我不得不壓抑自己的需求，我仍然忠於我的原則。

停滯不前

金雀花：我失去希望，不相信還會獲得幫助。

野薔薇：我內在投降，停滯不前。

震驚

岩薔薇：我經歷了可怕、令人驚嚇的事。

伯利恆之星：我遭受了心靈上的打擊，讓我現在還心痛不已。

罪惡感

酸蘋果：我自覺內在不潔，因為我沒有達到自己的道德標準。

松樹：我內疚自責，因為我犯下一個錯誤。

自我對話（參考思想念頭）

自我批判

酸蘋果：我無法接受自己原本的樣子，有時我還真的很討厭自己。

馬鞭草：我為自己設下很高的要求，從不滿意自己的成就。

自信

矢車菊：我的意志力特別薄弱，很難拒絕別人。

水蕨：我不相信自己的判斷力，經常尋求別人的建議。

落葉松：我不怎麼相信自己，總覺得別人比較優秀。

葡萄藤：我擁有很強的自信心，總是貫徹意志，必要時會使用暴力。

水菫：我擁有強烈的自信心；我有自知之明，知道自己優於其他人。

擔心他人

菊苣：我時時警覺於別人的需求──我要他們能夠擁有最好的。

紅栗花：我總是害怕別人會遭遇不測。

石楠：我總是擔心自己與自己的健康。

溝酸漿：我害怕受傷、疼痛與疾病。

情緒起伏

線球草：我的情緒起伏不定──時而如上天堂般的歡躍，時而憂鬱
得要死。

驕傲（參考傲慢）

指責（參考責備）

做白日夢

鐵線蓮：我常睜著眼做白日夢，活在想像的世界裡。

忍冬：我沉醉在往日美好的情懷當中。

缺乏參與感（參考缺乏動力）

悲傷

龍膽：我感到悲傷，因為遇到不順心的事情。

金雀花：我很難過，因爲該試的一切我都試了，沒有人可以幫忙我了。

橄欖：我徹底地疲憊無力，完全被榨乾，生命對我只是個重擔。

歐白芥：我經常無緣無故感到悲傷，常常經歷憂鬱。

甜栗花：我徹底絕望了，我害怕被命運擊垮。

野燕麥：我很沮喪，因爲我在生命中看不到意義與目標。

安慰

龍芽草：我拒絕被安慰，我靠自己克服一切。

石楠：我需要很多的安慰，如果沒有人陪伴我，我會感到極大的痛苦。

岩水：我的家教告訴我，身爲人就不該抱怨。

水堇：我不需要安慰，因爲我相信沒有人會理解我。

過度敏感

龍芽草：當我閱讀一本書或正在工作、必須集中注意力時，甚至連一點微小的聲音都會打擾到我，背景音樂對我來說根本不可能！

菊苣：我很快便覺得自己受到攻擊，有受到侮辱的感覺。

酸蘋果：我對令人不舒服的氣味尤其敏感。

鳳仙花：那些速度比我慢的人，會激怒我。

溝酸漿：我對大聲、強光、寒冷與他人的攻擊，特別敏感。

落葉松：當我受到批判與指責時，我那本來就薄弱的自信會徹底地崩潰。

松樹：受到責備時，我馬上感到內疚。

馬鞭草：當我路見不平、卻無法拔刀相助時，會感到力不從心的義
　　　　憤填膺。

過度要求

榆樹：我的工作橫在我眼前，好似一座難以穿越的高山。

角樹：我用腦過多，目前感到疲憊、筋疲力竭。

橡樹：我感覺不到任何的低潮，因為我一定會度過它們。

橄欖：我身心疲憊，油盡燈枯，無法繼續下去了。

甜栗花：由於先前的絕望，讓我精神上過度負荷。

馬鞭草：我幾乎不斷地過度要求自己，因為我的熱情沒有限度。

野燕麥：有這麼多的可能性，我不知道該從何處開始。

優越感

櫸木：我很快地判斷別人，喜歡取笑別人犯下的錯誤。

岩水：我覺得自己在道德上優於他人。

葡萄藤：我決定做什麼，為什麼還要詢問其他人。

水堇：我知道自己優於他人，別人因此認為我很傲慢。

猶疑不決（參考作決定）

失去耐心

櫻桃李：我的內心經常覺得有壓力，沒有任何外在的理由，總是匆
　　　　匆忙忙。

鳳仙花：我很沒耐心，經常匆匆忙忙。

馬鞭草：一旦有事情激發我的熱情，我就想要盡快地付諸行動。

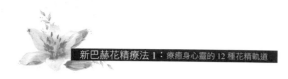

不公義

馬鞭草：不公不義的事情讓我震怒不已。

楊柳：我遭遇不公義的事情，因此感到痛苦。

心裡不踏實（參考作決定）

不滿

菊苣：我感到不滿，因爲我照顧別人卻沒有得到足夠的感激。

冬青：我經常被激怒，沒有理由地感到不滿。

岩水：我無法達到自己的道德標準，這讓我感到挫敗。

馬鞭草：我爲自己設下很高的標準，因此經常對自己不滿意。

水菫：對我來說，這裡的一切都太平常、平淡，像我這樣的人值得
更好的待遇。

楊柳：我很痛苦，因爲我的生命太匱乏。

野燕麥：我還沒找到生命中的使命，因而感到不滿足。

痛苦

楊柳：我感到痛苦，自認是個受害者，我一直無法寬恕。

健忘

栗樹芽苞：我常常精神不集中，句子說到一半，卻忘了原本要講的
話。

菊苣：我經常苦於記憶空白，很多事情都記不起來了。

鐵線蓮：我很健忘，因爲常常自顧自地做白日夢，經常若有所思。

角樹：因爲徹底地過度疲憊，我經常忘東忘西。

沒有把握（參考不確定感）

絕望

金雀花：幾經打擊後，我失去任何希望，不再相信會獲得幫助。

伯利恆之星：我遭遇心靈創傷，無法走出傷痛。

甜栗花：我徹底絕望，因爲命運而心碎。

偏見（參考不寬容）

指責

櫸木：我傾向於批判與指責，我喜歡挑剔找碴，即使因此而不受歡迎。

菊苣：我傾向於監護別人，如果我受到指責，會有委屈受辱的反應。

冬青：我經常生氣，自己犯錯卻認爲別人該爲此負責。

落葉松：因爲缺乏自信，因此對批評與指責很敏感。

松樹：我受到指責的時候，立刻有罪惡感。

等待

矢車菊：我很細心周到，可以耐心等候，即使有時候對自己不利。

櫻桃李：當我必須要等待時，我內心有壓力，害怕會瘋掉。

龍膽：如果有人讓我等待，我總是害怕我會等不到人。

冬青：當我必須要等待時，我總是要命地生氣。

鳳仙花：我很難等待，因爲我非常的不耐煩。

岩水：我認爲等待是件很令人生氣的事情，不是每個人都該準時嗎？

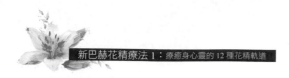

工作狂

橡樹：沒做完所有的事情，我無法休息。

惱怒（參考生氣憤怒）

傾聽（參考談話）

強制性

酸蘋果：在我這裡，一定要百分之一百的乾淨，否則我會感到很不
舒服，我比別人更常洗手（洗滌癖）。

線球草：我一走出家門，得多次檢查所有的窗戶、爐火是否關好了。

海滿恩的大會講座

　　我的同事海滿恩先生是國際新巴赫花精療法的副主任，他在國內外的國際會議上發表演講，為我的工作做出綜合性的總結，以「服用巴赫花精療法的三種反應模式及其療癒效果」為題，在四十五分鐘的演講總結了我的研究工作精華。2016 年在台灣台北舉行的第七屆生物能信息醫學大會上，受到聽眾的熱烈迴響並獲得表揚。

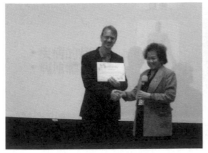

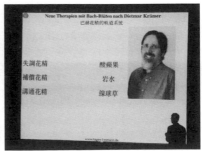

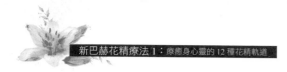

採用巴赫花精療法的三種反應模式及其療癒效果

親愛的女士先生們：

巴赫花精療癒的成效，可以藉由負面情緒狀態的消除與否來加以衡量。因此，針對急症療程的控管，相當簡單；因為患者所抱怨的症狀一旦開立了對應的花精後，便相對迅速地消除了。相對之下，對於慢性症狀的療程控制就不成比例地繁複許多，只能夠藉由細心紀錄下來的個案記錄資料來進行評估。

為此，我在我的自然療法診所裡採用由柯磊墨醫師所發展出來的評估表（參見《新巴赫花精療法》第三冊德文版第 304 頁），與個案作完診斷會談之後，我會在評估表上的欄位為個案所需要的花朵做標記。不同的顏色是根據個案負面情緒所代表的強度，顏色越深，強度越高：例如藍色意味著強烈，綠色代表中等強度，黃色代表輕微的或是隱藏的。

表1

伯利恆之星 ✔		金雀花 ✔	胡桃 ✔		榆樹 ✔	白楊 ✔
松樹 ✔		酸蘋果 ✔	甜栗花 ✔	櫸木 ✔	野薔薇 ✔	歐白芥
冬青		岩水	馬鞭草	栗樹芽苞	楊柳	鳳仙花
矢車菊		線球草	龍芽草	水堇	龍膽	鐵線蓮
白栗花 ✔	櫻桃李 ✔	野燕麥 ✔	忍冬 ✔		歐白芥	橡樹 ✔
角樹	龍芽草	葡萄藤	紅栗花		石楠	橄欖
馬鞭草	岩薔薇	水蕨	菊苣		溝酸漿	鳳仙花
落葉松						

每次的約診，都會寫上一份這樣的評估表，以下就是個案接下來的診療中所得到的評估表：

表2

伯利恆之星		金雀花 ✔	胡桃 ✔		榆樹 ✔	白楊 ✔
松樹 ✔		酸蘋果 ✔	甜栗花 ✔	櫸木 ✔	野薔薇	歐白芥
冬青 ✔		岩水 ✔	馬鞭草	栗樹芽苞	楊柳 ✔	鳳仙花
矢車菊		線球草	龍芽草	水堇	龍膽	鐵線蓮
白栗花 ✔	櫻桃李 ✔	野燕麥 ✔	忍冬 ✔		歐白芥	橡樹 ✔
角樹	龍芽草	葡萄藤	紅栗花		石楠	橄欖
馬鞭草	岩薔薇	水蕨	菊苣		溝酸漿	鳳仙花
落葉松						

現在，我們可以很清楚地從評估表上的顏色變化，讀出巴赫花精療癒的成效。我們也可以從為個案所開立的花精、氣場測試所測得的輔助療法（精油、礦石），最後藉由情緒狀態的正面改變等等，看出療癒的成效。同時，首先我們要檢視每一朵個別的花，之後將此花放在花精軌道的脈絡中檢視，以判斷療癒的成效。

通常，服用巴赫花精後會有三種可能的反應模式，這模式與個別的花朵有關，藉由評估表我們可以看出以下的模式：

❋ 顏色標示變淺（好轉）

❋ 顏色標示維持原狀（不變）

❋ 顏色標示變深（惡化）

I. 負面情緒狀態的改善

巴赫花精療癒的成效，可以藉由負面情緒狀態的消除與否來加以衡量。我們以評估表上的白栗花作為例子；在服用第一次花精複方之前，個案抱怨腦中迴盪著同一段思想或旋律久久不去，在服用之後，這個症狀消失了，或者更準確地說，明顯改善很多。這好轉現象如實地被記錄在第二份的評估表當中。

我們經常觀察到，就連位於軌道更深層的負面情緒狀態也獲得改善，即使我們尚未開立這些花朵。在上述的個案案例中，我們可以從第二份評估表中的鳳仙花、栗樹芽苞與紅栗花，清楚地看到個案好轉的狀況。鳳仙花出現在兩個花精軌道中，看起來好似根本沒給予花精就自動好轉了。但是，事實並非如此，這是因為我們開立了橡樹花精的緣故。

有「好轉」反應完全沒有問題，這是療癒順利進行的指標。

II. 負面情緒狀態維持原狀

　　從上述案例中，我們可以看到胡桃在評估表顯示的顏色保持不變，這表示，有一個負面的情緒狀態在服用花精之後，並沒有改變的跡象，其原因有三個：

1. 這個負面情緒可能存在已久，要完全地消除它，需要一段較長的時間。

2. 目前的狀況表示個案可能需要相應的礦石。然而，這只是給予治療師一個線索：在這一個療癒層面上他們可能還未採用氣場測試法。如果已經開立了礦石，那麼，我們要詢問：個案是否定期在能量層次上清理礦石。

3. 由於胡桃是外向花精，在此存在一種可能性：個案在對應外在情況時，內心有衝突；也就是說，他內心想要做其他的事情，例如：換工作，但是他周遭的人表示他們不想要他換工作，因為這對他們而言會造成環境的改變。出於這樣的原因，這種負面的情緒狀態暫時可能維持不變，一直到個案做出轉換，聽從他內心真正的聲音。

　　在所有其他的外向花精都可能會出現對外在環境的類似反應，但不會出現在內在花精。

　　「維持不變」的反應並不是那麼戲劇性的，絕對是合乎常規，只是我們應該要持續地觀察這一朵花，並且注意上述三種可能的起因。

III. 負面情緒增強

　　在此我們必須要分辨，是否已經開立了與此負面心靈狀態相應的花朵。

因為沒有開立的花精而強化了負面情緒狀態

在上述的個案案例中，與冬青花精相應的負面情緒狀態，在服用花

精複方之後首次出現了，這複方當中也包含了松樹。在第一張評估表當中，我們看不到冬青，直到第二張評估表上冬青被標示爲強烈。

我們可以將此現象比擬爲一大疊的盤子，當我們把最上面的盤子撤去，便可以看見位於底下的盤子；這完全不涉及眞正的惡化現象，反而是一種基於軌道效應的純粹生理性過程。在這些案例中，我們可以看出那相應的花朵是需要被療癒的。在我們所列舉的案例中，冬青必須被開立，它是唯一的一朵補償花朵，冬青的狀況變得劇烈，浮上表面。

線球草也有類似的情況，一開始它被標示爲黃色，之後變成藍色。但是，在此時開立這個配方還過早，因爲岩水從開始到現在都保持同樣強烈的狀況，因此，我們同時開立此一花精軌道中的酸蘋果與岩水，以「能夠及早」處理線球草。

另一種可能性是，個案確實需要某一朵花，但是我們卻過早從花精複方當中將它取出，這一朵沒有加入處方中的花加劇了負面情緒狀態，並引起我們注意。如果相應的負面情緒狀態仍然完全處於隱而不明的狀態因此難以辨識，這種情況是可能發生的。如果我們再次發現到這種情況，只要將相應的花精添加到新花精複方當中即可。

開立的花精處方使得負面情緒狀態加劇

在上述案例中，榆樹花精是唯一的一朵花，雖然我們開立了他，但負面情緒狀態卻惡化了。針對這個現象，有下列幾種可能：

1. 個案現在除了花精以外，還需要額外加上與此花相對應的精油。如果精油也已經開立了，那我們得問：這個精油是否是正確無誤的精油？或者使用的方法是否正確？
2. 個案在夜裡將與此花相對應的礦石擺放在床上或是床邊。
3. 個案在調製花精時，忘記將此花放到花精複方當中。
4. 個案的外在環境有了改變，但是這也只會出現在外在花精。

　　在這個案例當中，榆樹的負面情緒狀態惡化了，這可能是因為外部環境中突然有幾項緊急任務，是個案必須盡快或在某個特定時間內完成。

5. 屬於此花的其中一個皮膚反應區嚴重阻塞，必須要使用花精乳霜作局部處理。

　　在有「惡化」反應時，必須將原因釐清，必要時需更改配方或是添加配方，例如：開立所需的精油。

惡化的處理方式

　　有時候會出現這樣的情況：個案說，自從他喝了上一瓶花精複方後，情況變糟了。為了找出這個反應的原因，治療師會比較前兩個評估表，首先要看在上個複方中所有開立的花，這朵花目前卻已經不在處方中（因此令個案情況不再好轉）；如果患者抱怨的症狀明顯地指向一朵缺席的花，那麼必須再把它放回處方當中。如果在上個處方當中沒有任何遺漏的，反而只是加入新的花，那麼就要從療癒的層面找原因，經常是少開立了適用的精油，或是所開立的精油沒有被正確的使用。

　　特別是針對芳香精油，正確的使用方法非常重要，也就是說，必須要使用正確對應的精油。精油必須要塗抹在全身，而且不可以混合使用，因為混合使用的數種精油不再作用於原型。透過持續不斷地服用花精，療癒層次的效應會出現。

　　在極少情況下，即使個案正確使用了適用的精油，情況卻仍然惡化。此時，我們要在能量層次上找尋原因。在這種絕對罕見的情況下，療癒方法是飲用與此花精相對應的色彩所激化出的水，以及唱頌與巴赫花精軌道共振的音調（參考《新巴赫花精療法》第四冊）。

附錄三

巴赫醫師對三十八朵花的原初描述

　　巴赫醫師針對於花朵類型所作的特徵描述，十分的精簡，只勾勒出綱要。他言簡意賅地列舉出它們的特徵，而基於這種提綱挈領式的特性，通常讓人很難將它們翻譯好。因此，在翻譯過程中，我們著重於讓譯文貼近英文原文，好讓巴赫醫師在他文本中所希望表達的精髓能夠完整保留下來。但這同時也意味著，會使某些文字翻譯的語感與文風不佳。

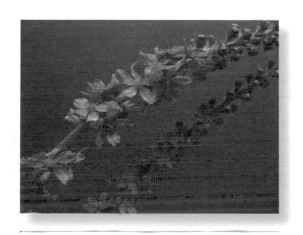

Agrimontaeupatoria

龍芽草 Agrimony

　　平易近人、開朗且幽默的人。喜愛和諧、厭惡爭執與吵架，一旦得面對，他們寧可打退堂鼓。他們雖有困難、內心受到攪擾、抑或不得安寧、身心受困，卻瞞著好友，將擔憂隱藏於幽默與戲謔之下。他們為了保持好心情，並且能狀似快樂地忍受命運的打擊，經常使用過量的酒精及毒品。[41]

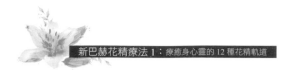
白楊 Aspen

此類型的人常有模糊、無法命名的恐懼；我們找不到任何解釋與理由，但病人卻恐懼不已，認為即將發生不幸的事，而他也無法確知是什麼事。這種莫名的恐懼日夜都不斷湧現，通常受此折磨的人不敢告訴別人自己的困難。[42]

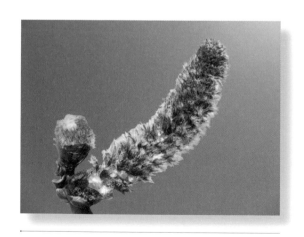

Populustremula

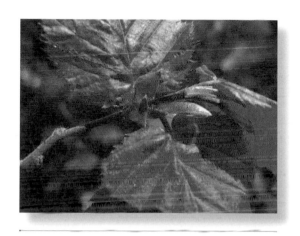

Fagus sylvatica

櫸木 Beech

這類人需要在周遭的人、事、物上發現更多正向與美好。雖然，許多人、事、物看似錯誤，但是人們要有能力看到事物內在有良善在滋長。此花讓人對不同道途上的每個個體與一切人、事、物能更加寬容、更婉轉地對話，並且獲得更多的理解。因為大家都在自己不同的路上朝向最終的圓滿而努力。[43]

263

矢車菊 Centaury

　　好心腸、溫和、安靜的人。由於過於想要服務他人，他們的盡心盡力遠超過自己的力量，他們的渴求壓倒性地讓他們從樂於助人的助人者，成了僕人。他們的好心腸讓他們做超出自己所屬份量的工作。在他們如此做的同時，可能忽略了自己原本的生命任務。[44]

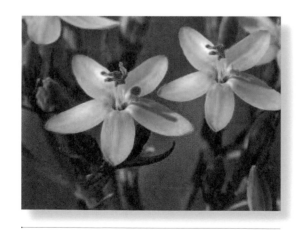

Centauriumumbellatum

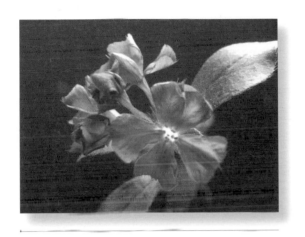

Ceratostigmawillmottiana

水蕨 Cerato

　　針對那些無法充分信賴自己而舉棋不定的人。他們經常徵詢他人的
意見,卻因此常被誤導。[45]

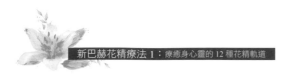

櫻桃李 Cherry Plum

　　這類人害怕理性失去控制，做出令人震驚且可怕的事情。即使自己知道這些事既不可取、也是眾所皆知的錯誤，但做這件事的想法和衝動總是湧出。[46]

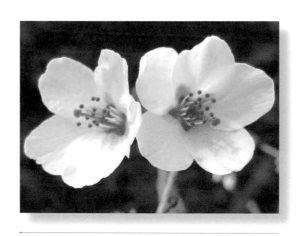

Prunuscerasifera

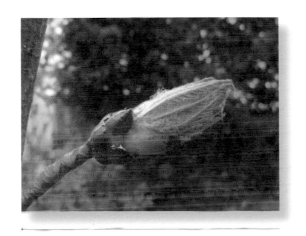

Aesculushippocastanum

栗樹芽苞 Chestnut Bud

　　這類人無法充分運用觀察自身的生命經驗，所以比其他人需要更長的時間，才能學會日常生活中的課題、汲取教訓。有人可以不貳過，但是栗樹芽苞的人經常需要多次犯錯才能學會課題。遺憾的是，即使一次錯誤就足夠讓人學習，或他山之石可以攻錯，但他們總發現自己能在不同的事件上犯下相同的錯誤。[47]

菊苣 Chicory

　　針對那些非常留意別人需求的人，他們傾向於過度關懷小孩、親人與朋友，總是找得到要歸正的事物。他們不間斷地糾正那些在他們的眼中認為是錯誤的事，並且樂此不疲。他們渴望所關心的人能就近在身旁。[48]

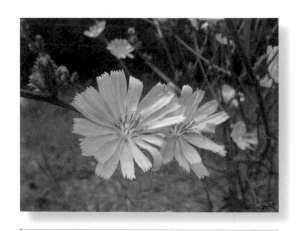

Cichoriumintybus

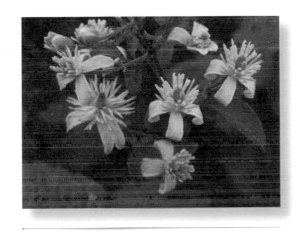

Clematisvitalba

鐵線蓮 Clematis

　　這類人常滿懷夢想、睡眼惺忪、無法完全清醒，對生命缺乏炙熱興趣。他們生性安靜，不太滿意目前的生活處境。他們活在未來，更勝於此時此刻。他們懷著對未來美好的期待，希望理想能成真。有些人在生病時鮮少或甚至不做努力讓自己康復，在某些特定的情況下，甚至可能渴望死亡，期待死後美好時光，或許能和已過逝的所愛之人再度相會。[49]

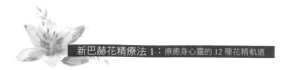

酸蘋果 Crab Apple

　　這是一劑潔淨的花精。自覺不潔的人，通常眼睛只盯著雞毛蒜皮小事，即使有時遇到其他嚴重的疾病，但相較於他們所全神貫注的那件事情，幾乎無法被他們注意到。無論是不潔淨感，還是小病小痛，對他們猶如心頭大患，覺得應該獲得療癒。如果療癒失敗，他們會氣餒不已。如果患者有理由相信，有毒物汙染傷口，酸蘋果便可作為清潔劑，潔淨傷口。[50]

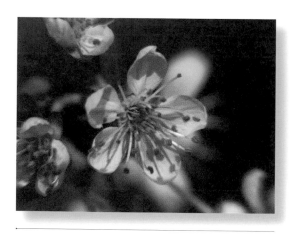

Maluspumila

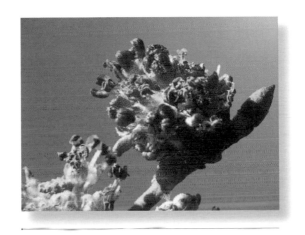

Ulmusprocera

榆樹 Elm

　　針對那些有能力成就好事，並且遵行生命使命的人。他們希望能夠立功，利益人類福祉。但是，某些時候可能會經歷意志消沉、沮喪的階段，感覺到自己所承擔的任務難以憑人類力量達到。[51]

271

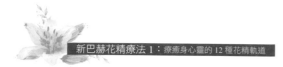

龍膽 Gentian

　　針對那些容易氣餒的人，即使他們的疾病或日常生活的事物已大幅獲得改善，但是，只要進展中有些微的拖延或阻礙，就會引發他們的懷疑，並很快感到沮喪。[52]

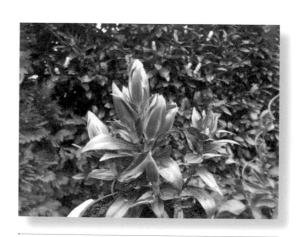

Gentiana amarelle

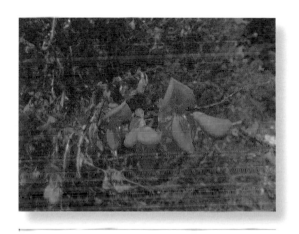

Ulexeuropaeus

金雀花 Gorse

　　由於極度的失望感，讓他們放棄相信，人們還可以為他們多做些什麼事。一旦有人說服他們，也許是出於想讓別人開心，他們可能會嘗試不同的療法，在此同時，卻向周遭的人表示，復原的機會渺茫。[53]

273

石楠 Heather

　　這類人總是找人作伴，無論找到的是怎麼樣的人。而且不管對方是誰，他們總是談論著自己的事情。他們害怕獨處，無論時間長短，一旦孤獨就不快樂。[54]

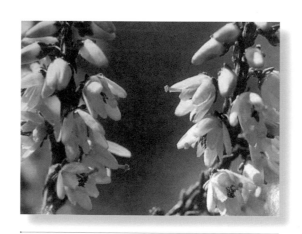

Calluna vulgaris

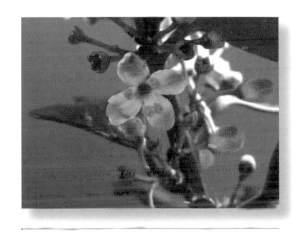

Ilexaquifolium

冬青 Holly

　　針對那些總是讓嫉妒、豔羨、報復與猜疑綑綁的人。他們有著種種不同形式的憤怒。他們的內心倍受煎熬，但是他的歹運感往往沒有真正的原因。[55]

忍冬 Honeysuckle

　　針對那些活在往日美好情懷的人，也許他們緬懷當年的幸福時光，或是懷念失去的友人，或是懷念過去未竟的宏偉藍圖。他們執著於過去的美好，不期待未來還會有任何幸福的可能。[56]

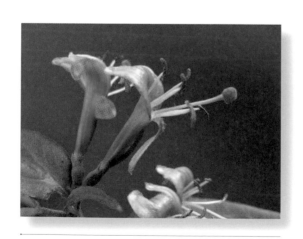

Loniceracaprifolium

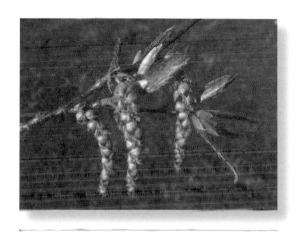

Carpinusbetulus

角樹 Hornbeam

　　針對那些感覺身心虛弱倦怠、無法承擔生活加給他們重擔的人。每天例行工作似乎成了難以負擔的重擔,雖然他們通常都能完成每日工作。他們相信一旦身體或心靈的某個部分受到滋養,就能輕鬆地完成工作。[57]

鳳仙花 Impatiens

　　這類人思想與行動都很快速，他們希望能不拖泥帶水地迅速完成所有的事情。連生病時也渴望迅速痊癒。他們對於節奏較慢的人沒有耐心相處，因為他們認為「慢」是錯誤又浪費時間的。因此，他們賣力地讓那些慢郎中加快腳步。他們寧願單獨地工作與思考，好讓自己能依照自己的節奏行事。[58]

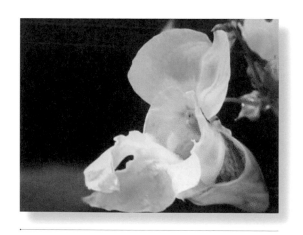

Impatiensglandulifera

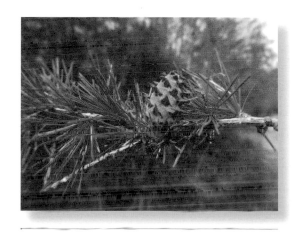

Larix decidua

落葉松 Larch

　　針對那些自認不如其他周遭的人優秀或能幹的人，他們預期自己會失敗，認爲自己永遠不會成功，因此也不敢做任何冒險，或大幅度的嘗試以獲得成功。[59]

溝酸漿 Mimulus

這類人對人間的事物、具體的東西充滿恐懼，怕生病、怕痛、怕發生意外、怕孤單、怕窮、怕黑，怕遭遇不幸。這些人面對著日常生活中林林總總的恐懼，總是悄悄地忍受著，不會公開和他人討論。[60]

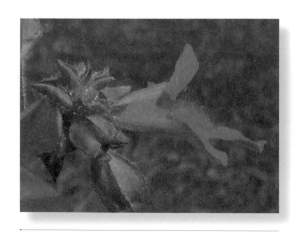

Mimulusguttatus

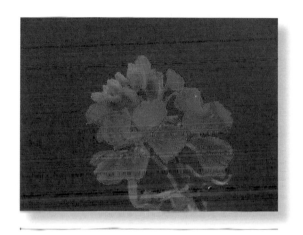

Sinapis arvensis

歐白芥 Mustard

　　對於那些被憂鬱或甚至是絕望所籠罩的人，他們感到烏雲蔽日一般，陽光與生命的喜悅不見蹤跡。這突如其來的憂鬱和絕望常講不出原因，也解釋不清。在這情況下，他們幾乎不可能展現歡樂或開心。[61]

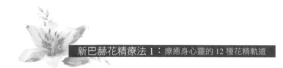
橡樹 Oak

　　這類人竭盡所能地奮戰到底，無論是爲自己疾病的康復、或是與自己日常生活有關的事物。即使情勢看似無望，他們仍努力不懈，一次又一次地嘗試。如果疾病迫使他們無法盡義務或幫助別人，他們會對自己不滿。他們是勇士，不懼艱難困苦地戰鬥下去，永不失去信心，努力不懈。[62]

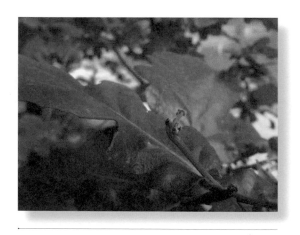

Quercusrobur

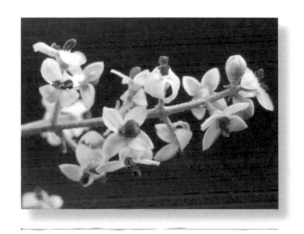

Oleaeuropaea

橄欖 Olive

　　這類人的身體與精神均耗竭殆盡，他們的身心感覺到徹底無力，無法再做任何努力。每日的生活都成了枷鎖重擔，毫無樂趣。[63]

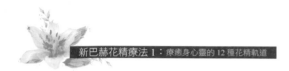

松樹 Pine

　　這類人過份自責，即使他們獲得成功，還是會認為應該可以做得更好，從不滿意自己所做的努力或成果。他們賣命工作，卻被所犯的過失緊緊相逼。有時候，別人犯下了錯誤，他們也要求自己要為此負責。[64]

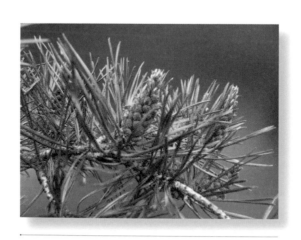

Pinussylvestris

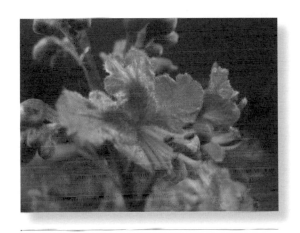

Aesculuscarnea

紅栗花 Red Chestnut

針對那些很難不為他人擔心受怕的人。通常,他們可以不去擔憂自己,但是對自己所愛的人,就是放心不下,甚至經常杞人憂天,擔心他們遭遇不測。[65]

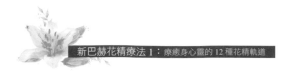
岩薔薇 Rock Rose

　　此花為急救良方，甚至在那些看似沒有希望熬得過的狀況，例如：
嚴重的意外、突發的疾病、或當病人極度害怕、或受到驚嚇；當情況嚴
重到讓四周人都陷入極度驚恐之中。當病人失去意識時，可以用它沾濕
雙唇。我們也可以再額外加上其他花精：如果他失去意識，進入深度嗜
睡狀況，可加入鐵線蓮花精；如果有極大的痛楚，我們可使用龍芽草花
精。[66]

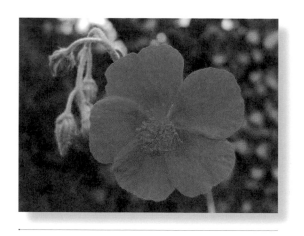

Helianthemum nummularium

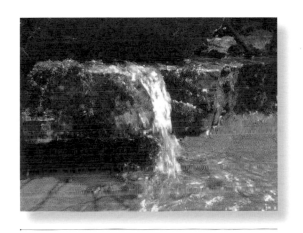

Wasserausheilkräftigen Quellen

岩水 Rock Water

　　針對將生活中的一切都教條化的人。他們無法享受生命中的喜悅與
樂趣，他們認為這些會妨礙工作。他們律己甚嚴，希望自己能夠健康、
強壯並且積極，甚至不惜一切想維持最佳狀態。他們也希望能夠成為別
人的模範，激勵別人能夠遵行他們的想法來改善生活。[67]

線球草 Scleranthus

　　針對那些苦惱於無法在魚與熊掌兩者之間作選擇的人。一開始，這個看來是對的，稍後，那個看來也是對的。他們通常是安靜的人，獨自承受自己的舉棋不定，傾向於不和其他人討論如何選擇。[68]

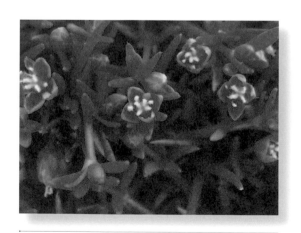

Scleranthusannus

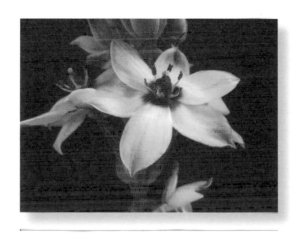

Ornithogalumumbellatum

伯利恆之星 Star of Bethlehem

　　針對那些因為有段期間處於巨大壓迫情境下、遭受重大不幸的人：
忽聞噩耗的震驚、失去所愛親友的悲痛、意外事故造成的驚嚇等等。對
於那些長期拒絕被安慰的人，這朵花會帶來慰藉。[69]

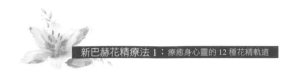

甜栗花 Sweet Chestnut

這類人在生命當中歷經了某些時刻：這極端的痛苦大到似乎讓人無法承受。他們無論精神或身體所承受的都已達到臨界點，快要崩潰了。此時，前面似乎空無一物，只剩破壞與絕滅一途。[70]

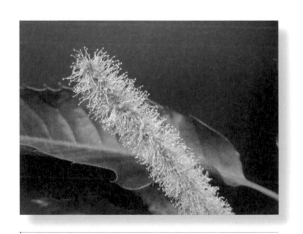

Castanea sativa

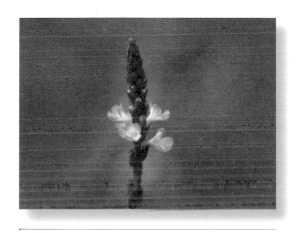

Verbena officinalis

馬鞭草 Vervain

　　針對那些擁有不妥協原則與理想的人，他們對這些信念的正確性深信不疑，鮮少會做更改。他們擁有宏大的願望，要將他身邊的人都感化成與他生命觀點一致的人。一旦他們信服了所要教導的內容，便會意志堅定，充滿大無畏的精神。生病時，他們仍然長期奮戰到底，如果是其他人可能早就放棄他們的職責了。[71]

葡萄藤 Vine

　　針對非常有能力的人，確信自己的能力、對成功充滿信心。正因為這種肯定，他們認為為了別人的最佳益處，得說服別人按照自己的方式行事，或者讓別人也能確信這是對的。即使在生病的情況下，他們也會指導護理人員。在緊急情況下，他們是珍寶。[72]

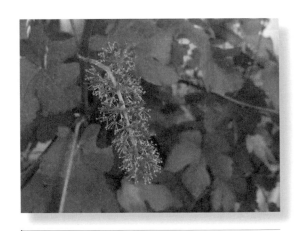

Vitis vinifera

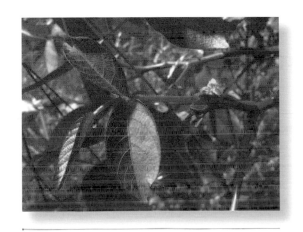

Juglans regia

胡桃 Walnut

　　針對那些在生命中有特定理想與志向的人，他們想要實踐理想與志向，卻在某些狀況下受到其他人的熱心熱情、強力說服與強勢意見的影響，偏離了自己的理想、目標與工作。胡桃給予人穩定感，保護人們不受外界干擾。[73]

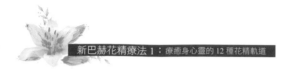

水堇 Water V iolet

　　針對那些無論健康或生病時都喜歡獨來獨往的人，他們非常安靜、行動時悄然無聲，雖寡言但開口卻十分溫柔。他們十分獨立、有能力、泰然自若，幾乎不會受到別人想法的影響。他們擁有自制力，不打擾其他的人，走自己的道路。他們經常是聰明、才華橫溢的人。他們的平和與鎮靜是對周遭人的祝福。[74]

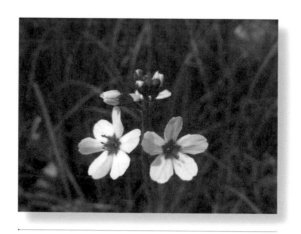

Hottoniapalustris

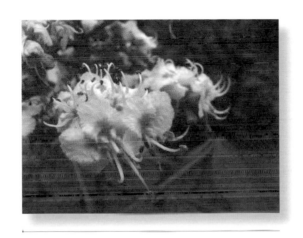

Aesculushippocastanum

白栗花 White Chestnut

　　這類人無法阻止他們的念頭、想法與論點老是不由自主地徘徊腦中。它們通常出現在興趣不足以讓人全神貫注的時刻。念頭盤旋不去，困擾著人，或是念頭被拋開一段時間，又重返腦海。它們似乎總是四處盤旋，導致這類人精神上的痛苦。令人不快的想法揮之不去，不但驅離了心中的平安，並影響一個人，使他沒有能力去顧及當下的工作或樂趣。[75]

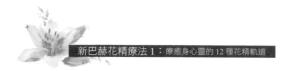

野燕麥 Wild Oat

　　針對渴望在生活中有所成就的人，他們汲汲營營地尋求更多的體驗，盡可能地享受豐富的生活。但他們的困難在於，無法決定究竟要遵循何種天職。雖然他們的渴望很強烈，卻沒有一項天職能讓他們有所承諾。這可能會導致人生發展延滯不前和缺乏自我實現的滿足感。[76]

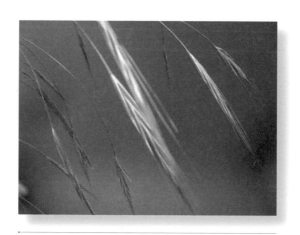

Bromusramosus

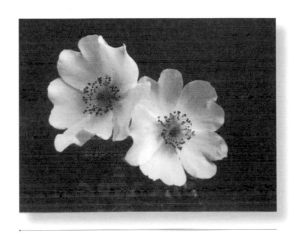

Rosacanina

野薔薇 Wild Rose

　　針對那些沒有足夠明顯的理由就聽天由命的人，他們得過且過地生活，讓事情發生，不做任何努力以改善情況，也不尋找生命中的樂趣。他們放棄生命中的戰鬥，甚至不發怨言。[77]

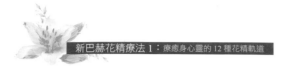
楊柳 Willow

　　他們很難無怨無悔地接受生命的不幸或逆境，因為他們以成敗來評斷人生價值。他們認為，自己不應承擔如此大的考驗，也認為受到不公平的對待，因此感到滿腹苦水及怨恨。對生命中原本能夠享受的事物，變得少有興致，生活得很不積極。[78]

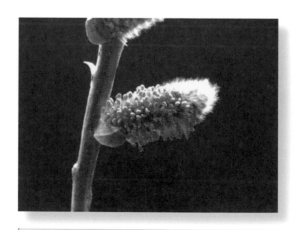

Salixvitellina

附錄四

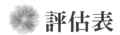 **評估表**

姓名：＿＿＿＿＿＿＿＿＿　口期：＿＿＿＿＿＿＿＿＿　第＿＿＿次的處方

外在花精	伯利恆之星	白楊	榆樹	金雀花	胡桃
失調花精	甜栗花	松樹	野燕麥	忍冬	歐白芥	野薔薇
補償花精	馬鞭草	冬青	葡萄藤	紅栗花	鳳仙花	楊柳
溝通花精	龍芽草	矢車菊	水蕨	菊苣	鐵線蓮	龍膽
失調花精	橡樹	歐白芥	櫻桃李	酸蘋果	白栗花	櫸木
補償花精	橄欖	石楠	龍芽草	岩水	角樹	栗樹芽苞
溝通花精	鳳仙花	溝酸漿	岩薔薇	線球草	馬鞭草	水堇
基礎花精	落葉松					

自述：

外用：

姓名：＿＿＿＿＿＿＿＿＿　　　　日期：＿＿＿＿＿＿＿＿＿

註腳

1. Dr. Edward Bach，《巴赫醫師全集》（*Gesammelte Werke*），1989，Aquamarin Verlag，Grafing，頁 152

2. Dr. Edward Bach，《巴赫醫師全集》，《人因自己而受苦》（*Ihr leidet an Euch selbst*），1931，Grafing 1988，Aquamarin Verlag，頁 152

3. Gregory Vlamis，《巴赫花精的療癒能量》（*Die heilenden Energien der Bach-Bluten*），Grafing 1987，Aquamarin，頁 37

4. 同上，頁 37

5. Mechthild Scheffer，《巴赫花精療法》（*Bach Blutentherapie*），München，1981，Hugendubel，頁 19

6. Mechthild Scheffer，《巴赫花精療法》，頁 19

7. Dr. med. Götz Blome，《花療》（*Mit Blumen heilen*），Freiburg i.Br. 1986，Bauer，頁 78

8. 同上，頁 197

9. Dr. Edward Bach，《透過心靈療癒人的花朵》（*Blumen, die durch die Seele heilen*），München，1980，Hugendubel，頁 29

10. Julian Barnard，《爲你心靈而造的花朵》（*Bluten fur die Seele*），Wessobrunn，1987，Integral，頁 22

11. Dr. med. Thomas Verny，《尚未出生者的靈魂生命》（*Das Seelenleben des Ungeborenen*），München，1981，Rogner& Bernhard，頁 89

12. Dr. Edward Bach，《透過心靈療癒人的花朵》，頁 133

13. Dr. med. Götz Blome，《花療》，頁 250

14. Philip M. Chancellor，《巴赫花精手冊》（*Das grose Handbuch der Bach-Bluten*），Grafing，1988，Aquamarin，頁 181

15. Mechthild Scheffer，《巴赫花精療法》（*Bach Blutentherapie*），頁 120

16. Dr. Edward Bach，《巴赫醫師全集》，頁 68

17. Dr. med. GötzBlome，《花療》，頁 266

18. Dr. Edward Bach，《巴赫醫師全集》，頁 66

19. Dr. med. Thomas Verney，《尚未出生者的靈魂生命》，頁 84

20. Thorwald Dethlefsen，《命運打擊是個轉換的機會》（*Schicksal als Chance*），München 1982，Goldmann，頁 223

21. Dr. med. Thomas Verny，《尚未出生者的靈魂生命》，頁 16

22. Dr. Edward Bach，《巴赫醫師全集》，頁 45

23. Dr. Edward Bach，《巴赫醫師全集》，頁 70-71

24. Dr. med. Götz Blome，《花療》，頁 192

25. 同上，頁 256

26. Philip M. Chancellor，《巴赫花精手冊》，頁 273

27. Edward Bach，《死後遺留的原文檔案》（*Die nachgelassenen Originalschriften*），München 1991，Hugendubal-Verlag，頁 186

28. Dr. med. Götz Blome，《花療》，頁 237

29. Thorwald Dethlefsen，《疾病作為真理之道》（*Krankheit als Weg*），頁 133

30. Dr. Edward Bach，《巴赫醫師全集》，頁 40

31. 同上，頁 47

32. 同上，頁 114

33. Peter Damian，《占星術和巴赫花精療法》（*Astrologie und Bach-Blutentherapie*），Grafing 1986，Aquamarin，頁 92

34. 同上，頁 94

35. Dr. Edward Bach，《巴赫醫師全集》，頁 88

36. Dr. Edward Bach，《透過心靈療癒人的花朵》，頁 36

37. 同上，頁 37

38. Dr. Edward Bach，《巴赫醫師全集》，頁 25

39. 同上，頁 180

40. Ferry Hirschmann，《療癒人心的花卉：有關巴赫花精的新知》（*Heilende Bluten, Neue Erkenntnisse uber die Bach-Blutentherapie*），Düsseldorf 1994，Econ Verlag，頁 72

41. Edward Bach，《十二療癒者與其他製劑》（*The Twelve Healers and Other Remedies*），Saffron Walden 1991，The C.W. Daniel Company，頁 17

42. 同上，頁 10

43. 同上，頁 23

44. 同上，頁 17

45. 同上，頁 11

46. 同上，頁 9

47. 同上，頁 15

48. 同上，頁 22

49. 同上，頁 13

50. 同上，頁 21

51. 同上，頁 19

52. 同上，頁 11

53. 同上，頁 11

54. 同上，頁 16

55. 同上，頁 18

56. 同上，頁 13

57. 同上，頁 12

58. 同上，頁 16

59. 同上，頁 19

60. 同上，頁 9

61. 同上，頁 14

62. 同上，頁 21

63. 同上，頁 14

64. 同上，頁 19

65. 同上，頁 10

66. 同上，頁 9

67. 同上，頁 23

68. 同上，頁 11

69. 同上，頁 20

70. 同上，頁 20

71. 同上，頁 22

72. 同上，頁 22

73. 同上，頁 18

74. 同上，頁 16

75. 同上，頁 14

76. 同上，頁 12

77. 同上，頁 13

78. 同上，頁 20

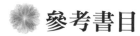 參考書目

- 柯磊墨，《拙火上升－拙火：實務指南》（*Der Aufstieg der Kundalini: Ein Kundalini-Ratgeber furdie Praxis*），Aquamarin Verlag，Grafing

- 柯磊墨，《Patanjali 瑜伽經的智慧：翻譯自梵語，並加上評論》（*Die Weisheit der Yoga-Sutras von Patanjali: Aus dem Sanskrit neu ubersetzt und kommentiert*），Books on Demand GmnH，Norderstedt

- 柯磊墨、賀爾姆·維爾特，《新巴赫花精療法 2：反應情緒的身體地圖》（*Neue Therapien mit Bach-Bluten 2: Diagnose und Behandlung uber die Bach-Bluten Hautzonen*）

- 柯磊墨，《新巴赫花精療法 3》（*Neue Therapien mit Bach-Bluten 3: Akupunkturmeridiane und Bach-Bluten*），Isotrop Verlag，Bad Camberg

- 柯磊墨 / Anne Simons，《新巴赫花精療法：臨床手冊》（*Neue Therapien mit Bach-Bluten: Das Praxisbuch*），Anasta Verlag，München

- 柯磊墨 / 海滿恩，《童心花顏：給父母的兒童花精指南》（*Bach-Bluten fur ihr Kind: Ein Ratgeber fur Eltern*），Isotrop Verlag，Bad Camberg

- 柯磊墨 / 海滿恩，《巴赫花精類型》（*Bach-Blutentypen*），Books on Demand GmbH Norderstedt

- 柯磊墨 / 海滿恩，《新巴赫花精療法 4》（*Neue Therapien mit Bach-Bluten, atherischen: Olen, Edelsteinen, Farben, Klangen, Metallen*），G. Reichel Verlag，Weilersbach

- 柯磊墨 / 海滿恩，《靈性的譚崔：瑜伽與靜心作為解脫之道》（*Spirituelles Tantra: Yoga und Meditation als Wege zur Befreiung*），Aquamarin Verlag，Grafing

- 海滿恩 / 柯磊墨，《氣場與巴赫花精：氣場解讀手冊》（*Aura und Bach-Bluten: Das Handbuch der Aura-Deutung*），Aquamarin Verlag，Grafing

- 海滿恩 / 柯磊墨，《脈輪和咒語：原音的療癒力量》（*Chakras und Mantras: Chakra-Heilung durch die Kraft der Urklange*），Aquamarin Verlag，Grafing
- 海滿恩，《關於巴赫花療法和柯磊墨的新巴赫花精療法的一切》（*Alles uber Bach-Blutentherapie und Neue Therapien mit Bach-Bluten nach Dietmar Kramer*），G. Reiche Verlag，Weilersbach
- 海滿恩，《徒手療癒的新方法：爲每個人提供的療癒技術》（*Neue Wege des spirituellen Heilens: mit Heilungstechniken fur jedermann*），Isotrop Verlag，Bad Camberg

 # 文獻

- Dr. Edward Bach，《透過心靈療癒人的花朵》，Hugendubel Verlag，München
- Dr. Edward Bach，《巴赫醫師全集》，Aquamarin Verlag，Grafing
- Dr. Edward Bach / Jens-Erik R. Petersen，《使用巴赫花精療癒自己》（*Heile Dich selbst mit den Bachbluten*），KnaurTaschenbuch，München
- Julian Barnard，《爲你心靈而造的花朵》，Integral Verlag Wessobrunn
- Dr. med. Götz Blome，《花療》，Bauer Verlag，Freiburg i.Br.
- Philipp M. Chancellor，《巴赫花精手冊》，Aquamarin Verlag，Grafing
- Peter Damian，《占星術和巴赫花精療法》，Aquamarin Verlag，Grafing
- Mechthild Scheffer，《巴赫花精療法》，Hugendubel Verlag，München
- Mechthild Scheffer，《巴赫花精療法的實務經驗》（*Erfahrungen mit der Bach Blutentherapie*），HeyneTaschenbuch，München
- Mechthild Scheffer，《透過巴赫花精療法療癒自己》（*Selbsthilfe durch Bach-Blutentherapie*），Hugendubel Verlag，München
- Gregory Vlamis，《巴赫花精的療癒能量》（*Die heilenden Energien der Bach-Bluten*），Aquamarin Verlag，Grafing.
- Nora Weeks，《愛德華・巴赫醫師》（*Edward Bach*），Hungendubel Verlag，München

🌸 補充文獻

· Thorwald Dethlefsen，《疾病作爲眞理之道》，Bertelsmann Verlag，München.

· Thorwald Dethlefsen，《命運打擊是個轉換的機會》，GoldmannTaschenbuch，München

· Bruce Davis und Genny Wright Davis，《愛療癒人》（*Liebe heilt*），Christa Falk Verlag，Planegg

· Fridrich W.Doucet，《夢與夢的解析》（*Traum und Traumdeutung*），HeyneTaschenbuch，München

· Reinhlod Ebertin，《宇宙心理學》（*Kosmopsychologie*），Ebertin Verlag，Freiburg i.Br.

· Grimm ／ Hoffmann ／ Ebertin，《歐洲的地理位置》（*Die geographischen Positionen Europas*），Ebertin Verlag，Freiburg I. Br.

· Dr.Gerald G. Jampolsky，《愛意味著不再恐懼》（*Lieben heist die Angst verlieren*），Felicitas Hübner Verlag，Waldeck-Dehringshausen

· Prentice Mulford，《生活與死亡的惡作劇》（*Unfug des Lebens und des Sterbens*），Fischer Taschenbuch，Frankfurt

· Sondra Ray，《透過積極思考讓人苗條》（*Schlank durch positives Denken*），KöselVerlag，München

· Peter Tompkins ／ Christopher Bird，《植物的祕密生活》（*Das geheime Leben der Pflanzen*），Fischer Taschenbuch，Frankfurt

· Dr. med. Thomas Verny，《尚未出生者的靈魂生命》，Verlag Rogner&Bernhard，München

· Frederic Vester，《現象場的壓力》（*Ph ä nomen Streß*），Deutsche Verlags-AnstaltStuttgart

按照字母排列的三十八朵花精

1. 龍芽草 Agrimony
2. 白楊　Aspen
3. 欅木　Beech
4. 矢車菊 Centaury
5. 水蕨　Cerato
6. 櫻桃李 Cheery Plum
7. 栗樹芽苞 Chestnut Bud
8. 菊苣　Chicory
9. 鐵線蓮 Clematis
10. 酸蘋果 Crab Apple
11. 榆樹　Elm
12. 龍膽　Gentian
13. 金雀花 Gorse
14. 石楠　Heather
15. 冬青　Holly
16. 忍冬　Honeysuckle
17. 角樹　Hornbeam
18. 鳳仙花 Impatiens
19. 落葉松 Larch

20. 溝酸漿 Mimulus
21. 歐白芥 Mustard
22. 橡樹　Oak
23. 橄欖　Olive
24. 松樹　Pine
25. 紅栗花 Red Chestnut
26. 岩薔薇 Rock Rose
27. 岩水　Rock Water
28. 線球草 Scleranthus
29. 伯利恆之星 Star Of Bethlehem
30. 甜栗花 Sweet Chestnut
31. 馬鞭草 Vervain
32. 葡萄藤 Vine
33. 胡桃　Walnut
34. 水堇　Water Violet
35. 白栗花　White Chestnut
36. 野燕麥　Wild Oat
37. 野薔薇　Wild Rose
38. 楊柳　Willow

巴赫醫師的花精分類法

❋ 針對有恐懼的人：白楊、櫻桃李、溝酸漿、紅栗花、岩薔薇

❋ 針對受苦於不確定感的人：水蕨、龍膽、金雀花、角樹、線球草與野燕麥

❋ 針對對目前的狀況沒有足夠興趣的人：栗樹芽苞、鐵線蓮、忍冬、歐白芥、橄欖、白栗花

❋ 針對感到寂寞的人：石楠、鳳仙花、水菫

❋ 針對過度敏感於外來影響與想法的人：龍芽草、矢車菊、冬青與胡桃

❋ 針對失去勇氣與絕望的人：酸蘋果、榆樹、落葉松、橡樹、松樹、伯利恆之星、甜栗花、楊柳

❋ 針對過度關懷他人福祉的人：櫸木、菊苣、岩水、馬鞭草、葡萄藤

❋ 以日曬法所做成的花精：

龍芽草、矢車菊、水蕨、菊苣、鐵線蓮、龍膽、金雀花、石楠、鳳仙花、溝酸漿、橡樹、橄欖、岩薔薇、岩水、線球草、馬鞭草、葡萄藤、水菫、白栗花、野燕麥

❋ 以煮沸法所作的花精：

白楊、櫸木、櫻桃李、栗樹芽苞、酸蘋果、榆樹、冬青、忍冬、角樹、落葉松、歐白芥、松樹、紅栗花、伯利恆之星、甜栗花、胡桃、野薔薇、楊柳

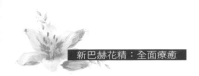

附錄九

 # 巴赫花精年表

十二個療癒者：

1928 / 09　鳳仙花、溝酸漿、鐵線蓮

1930 / 08　龍芽草、菊苣、馬鞭草、矢車菊、水蕨

1930 / 09　線球草

1931 / 09　水菫

1931 / 09　龍膽

1932　岩薔薇

七個助手：

1933 / 04　金雀花

1933 / 05　橡樹

1933 / 09　石楠

1934　岩水、野燕麥、橄欖、葡萄藤

其他的助手：

1935 / 03-08　櫻桃李、榆樹、白楊、欅木、栗樹芽苞、角樹、落葉松、胡桃、伯利恆之星、多青、酸蘋果、楊柳、紅栗花、白栗花、松樹、歐白芥、忍冬、甜栗花、野薔薇

附錄十

作者簡介

　　柯磊墨（Dietmar Kramer）醫師，曾就讀於德國渥茲堡大學（Wuerzburg）物理系，隨後完成自然療法醫師的訓練，1983 年開設自己的自然療法診所懸壺濟世。1984 至 1989 年間，他在德國渥茲堡城（Wuerzburg）與法蘭克福（Frankfurt am Main）的自然療法學校擔任授課講師。1987 年，他發現了第一個巴赫花精的皮膚反應區──這也是「新巴赫花精療法」的開端。透過在渥茲堡大學所獲得的學術工作的知識，他很系統化地研究皮膚反應區。最後有所突破，他成功地運用巴赫花精療癒慢性的身體疾病，這堪稱是巴赫花精療法的新里程碑。1989年他首次將此一知識公開，出版為《新巴赫花精療法》第一冊與第二冊，並成為安撒塔（Ansata）出版社的暢銷書。從此之後，他在德語系國家傳授此一知識。1997 年創立了國際新巴赫花精療法中心，提供給來自國外使用其他語言的治療師們學習此一療法。直到今天，他已開課無數，超過四百個課程，並且訓練了國內外上千位治療師。

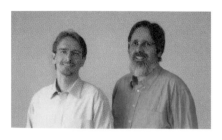

　　海滿恩（Hagen Heimann），自然療法醫師，自 1989 年起投身於不同的花精療法，1992 年初次巧遇柯磊墨醫師，之後，兩人便密切地進

海滿恩（左）與柯磊墨醫師（右）。

行交流。1997 至 2006 年間，他陪伴柯磊墨醫師幾乎參與了所有的講座
與工作坊。他曾在葛爾豪森城（Gelnhausen）擔任「疼痛治療療癒的臨
床工作」的助理，工作重點在於神經治療療癒。結束之後，他於 1999
年加入柯磊墨醫師在哈瑙城（Hanau）新療法的臨床工作。同年與柯磊
墨醫師一起出版第一本共同著作：《巴赫花精的類型》。同一時間，他
完成了自然療法培訓師的訓練，並且擔任國際新巴赫花精療法中心的副
主任，同時開始在國外舉辦研討會，並在奧地利、瑞士、荷蘭、法國、
敘利亞與俄國等國開課。他也定期到台灣開課，教授柯磊墨醫師所研發
的新巴赫花精療法。

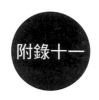

附錄十一

 新巴赫花精療法國際中心

巴赫花精精油與礦石的新療法國際中心設立的宗旨：

1. 將「新療法」介紹給廣大群眾
2. 提供演講與工作坊給有興趣的愛好者
3. 提供治療師一個紮根的訓練課程
4. 提供執業者一個交換經驗的平台

目前新巴赫花精療法國際中心在十個國家以七種語言進行推廣工作，在不同國家負責此工作的地區性推廣中心有：德國 / 哈瑙（Hanau/ Deutschland）、義大利 / 米拉特（Merate/Italien）、奧地利 / 葛拉茲（Graz/ Österreich）、荷蘭 / 巴德賀威朵（Badhoevedorp/Holland）、法國 / 巴黎（Paris/Frankreich）、墨西哥 / 聖佩德羅加爾加西亞（San Pedro Garza Garcia/Mexiko）、以色列 / 艾里艾爾根（Elyakhin/Israel）、台灣 / 台北（Taipei / Taiwan）。

德國新巴赫花精療法國際中心的聯絡地址與網址如下：

Internationales Zentrum für Neue Therapien
Dietmar Krämer & Hagen Heimann
Postfach 1712
D-63407 Hanau
Fax: 06181 - 24 640
E-Mail: info@bach-blueten-ausbildung.de | info@bach-blueten-ausbildung.ch
Internet: www.bach-blueten-ausbildung.de | www.bach-blueten-ausbildung.ch

培訓課程

　　柯磊墨醫師爲他的「新巴赫花精療法」規劃一套九個階段的完整培訓課程，其中包含了四週的周末課程、一個周末的工作坊和四天的整日工作坊。除了本書所介紹的主題內容外，在課程中也傳授進階的診斷和療癒程序，這些療癒程序成功有效地補充了巴赫花精療法，對許多療癒慢性疾病患者的醫生而言，漸漸成了不可或缺的方法。

　　課程內容包含：

❋ 使用巴赫花精色彩測試作爲診斷的重要指標。

❋ 運用敏感診斷法做氣場測試，找到受干擾的巴赫花精皮膚反應區。

❋ 應用精油和礦石於巴赫花精皮膚反應區。

❋ 認識中醫針灸基礎知識，作爲巴赫花精軌道的背景知識。

❋ 身心的診斷與療癒要點作爲巴赫花精療法中的客觀診斷程序。

❋ 將脈輪融入於診斷和療癒之中。

❋ 其他療癒方法：使用顏色、金屬聲音於療癒療程中。

德國新巴赫花精療法國際中心 Internationales Zentrum für Neue Therapien

E-Mail: info@dietmar-kraemer.de

官網：www.dietmar-kraemer.de

更多新巴赫花精、精油、寶石資訊，請參考：www.sanfte-therapien.de

Holistic 136

新巴赫花精療法1：療癒身心靈的12種花精軌道
Neue Therapien mit Bach-Blüten 1:
Die sanfte Heilmethode effektiver angewandt über die zwölf Schienen

作者：笛特瑪・柯磊墨（Dietmar Krämer）、哈根・海滿恩（Hagen Heimann）

譯者：王真心

出版者—心靈工坊文化事業股份有限公司

發行人—王浩威　總編輯—徐嘉俊　責任編輯—黃心宜

內頁設計排版—董子瑈

通訊地址—106台北市信義路四段53巷8號2樓

郵政劃撥—19546215　戶名—心靈工坊文化事業股份有限公司

電話—02) 2702-9186　傳真—02) 2702-9286

E-mail—service@psygarden.com.tw　網址—www.psygarden.com.tw

製版・印刷—中茂製版分色印刷事業股份有限公司

總經銷—大和書報圖書股份有限公司

電話—02）8990-2588　傳真—02）2290-1658

通訊地址—248新北市五股工業區五工五路二號

初版一刷—2019年12月　初版二刷—2024年3月

ISBN—978-986-357-168-1　定價—420元

合作出版—療癒綠有限公司

Neue Therapien mit Bach-Blüten 1

Die sanfte Heilmethode effektiver angewandt über die zwölf Schienen By Dietmar Krämer /

Hagen Heimann

Copyright© Isotrop Verlag

Complex Chinese translation copyright © 2019 by PsyGarden Publishing Company

ALL RIGHTS RESERVED

國家圖書館出版品預行編目資料

新巴赫花精療法. 1：療癒身心靈的12種花精軌道 / 笛特瑪・柯磊墨（Dietmar Krämer），
哈根・海滿恩（Hagen Heimann）著；王真心譯.
-- 二版. -- 臺北市：心靈工坊文化, 2019.12
面；公分.--（HO；136）
譯自：Neue Therapien mit Bach-Blüten. 1：
　　　Die sanfte Heilmethode effektiver angewandt über die zwölf Schienen

ISBN 978-986-357-168-1（平裝）

1.自然療法　2.順勢療法

418.995　　　　　　　　　　　　　　　　　　　　　108020720